U0230606

实用腰椎疾病患者指导

主编 杨强 陈超 赵宇 何达

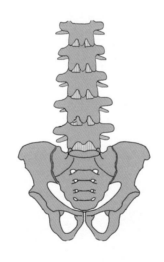

科学出版社

北京

内 容 简 介

常见腰椎疾病包括腰背痛、腰椎间盘突出、腰椎椎管狭窄、腰椎滑脱、腰椎骨质疏松等，主要表现为腰痛、放射痛、运动受限、肌肉萎缩和神经损伤等，对患者的生活和健康会造成不同程度的影响，及时预防和治疗非常重要。本书共19章，从不同类型腰椎疾病的病因、诊断、治疗等方面进行介绍。每一章详细介绍相关的知识和技术，使患者能较为深入地认识腰椎疾病，从而顺利地配合完成对腰椎疾病的诊治。

本书适用于临床医师，以及临床表现为腰腿疼痛、运动受限及会阴部麻木等腰椎疾病相关症状的患者参考阅读。

图书在版编目（CIP）数据

实用腰椎疾病患者指导/杨强等主编 . — 北京：科学出版社，2024.3
ISBN 978-7-03-077876-5

Ⅰ . ①实… Ⅱ . ①杨… Ⅲ . ①腰椎—脊柱病—诊疗 Ⅳ . ① R681.5

中国国家版本馆 CIP 数据核字（2024）第 003906 号

责任编辑：王海燕 / 责任校对：张　娟
责任印制：师艳茹 / 封面设计：吴朝洪

科 学 出 版 社 出版
北京东黄城根北街 16 号
邮政编码：100717
http://www.sciencep.com

北京汇瑞嘉合文化发展有限公司印刷
科学出版社发行　各地新华书店经销

*

2024 年 3 月第 一 版　开本：880×1230　1/32
2024 年 3 月第一次印刷　印张：8 3/8
字数：215 000
定价：68.00 元

（如有印装质量问题，我社负责调换）

《实用腰椎疾病患者指导》编写人员

主　编　杨　强　陈　超　赵　宇　何　达

副主编　刘新宇　陆　声　方向前　苗　军

编　者　（按姓氏笔画排序）

万文涛　马一石　边汉明　刘　钢

刘　洋　刘建坤　刘景龙　孙　逊

李明航　杨海云　余天宇　狄鸣远

张益铭　陈善枫　官丙刚　赵　栋

荆　峰　宫锦浩　董玉瑾

插　图　杨燕昆

一项涵盖 195 个国家、评估 354 种医疗状况的研究发现，腰椎疾病是导致全球生产力损失最严重的疾病，同时也是 126 个国家中导致生活障碍最多的疾病。随着中国老龄化人口比例不断增加，腰椎疾病发病率也逐年升高。大多数人在一生中至少会有一次急性腰痛，这种情况通常会自行缓解，但有时也会变成长期的慢性病。研究发现，腰背痛患病率可达 11.9%，最常见于中、老年（即 40～80 岁）妇女。

无论是发达国家还是发展中国家，腰椎疾病都是导致残疾、卧床的重要原因。腰椎疾病的涉及面十分广泛，常见的有腰椎间盘突出、腰椎椎管狭窄、腰椎滑脱等腰椎退行性病变，也包括腰椎感染、腰椎肿瘤等相对少见的问题，是一大类以腰背痛和下肢感觉功能及运动功能障碍为主要症状的疾病。它不仅给患者带来身体上的痛苦，还对患者的生活和工作造成严重影响。遗憾的是，许多腰椎疾病患者没有及时寻求正规的治疗。有研究显示，腰背痛患者的就医率只有 60%，女性和有过多次腰背痛病史、身体健康状况差、疼痛程度高的人群更愿意寻求救治。临床上有不少患者腰椎疾病已经严重到必须要手术的程度，但由于其对腰椎疾病和治疗方法不了解，害怕手术会导致瘫痪等不良后果而放弃去医院诊治，从而延误了治疗的最佳时机，造成神经不可逆的损伤。为了让患者更好地认识、了解、管理和控制腰椎疾病的发生与进展，并指导患者精准就医，达到腰椎疾病"早发现、早诊断和早治疗"的目标，我们组织了临床经验丰富的脊柱外科专家和科普能力强的年轻医师共同编写了本书，通过介绍"腰椎疾病有哪些？什么情况下可以非手术治疗？什么情况下应该立刻手术？应该如何预防腰椎疾病"等内容，引导病情严重的患者正确、及时就医，并指导病情轻微的患者进行合适的非手术治疗，以避免上述情况的发生。腰椎疾病种类繁多，疾病的诊断和症状的准确定位都是获得良好临床疗效的关键，而患者对腰椎疾病必要知识的掌握，能够使患者更为清晰、准确地了解疾病发生的原因，治疗的方法、原理和预后情况，从而能够对疾病的预后有更准确的预期，进而在整个诊疗过程中更好地配合医师，达到更好的治疗和康复效果。

本书的诸位编者在腰椎疾病的诊治和康复方面具有丰富的临床经验。多年以来，编者们在临床上救治了大量的腰椎疾病患者，同时仔细整理和总结临床资料，对腰椎疾病的诊治和康复提出了更加优化的临床方案，实实在在地进行了许多惠及患者的工作。编者们长期跟踪国内外最新的相关文献和指南，掌握国际上先进的诊疗思路和治疗方法。在本书的编写过程中，编者们用通俗易懂的语言，为患者总结了自己长期的临床经验与最新的临床研究结果，是患者就医时可以信赖的指导用书。

全书共 19 章，从不同类型腰椎疾病的病因、诊断、治疗等方面进行介绍，并且每一章都详细介绍相关的知识和技术，让患者对腰椎疾病由浅入深地进行了解，对腰椎疾病的诊治有清晰的认识。同时也希望能通过本书让患者对全部就诊流程有完整的认识，从而减少患者就医治疗时的恐惧感，让患者可以更好地配合医师完成疾病的全部诊疗过程，帮助每一位腰椎疾病患者早日康复！

本书的编写得到了许多临床专家的支持和帮助，在此向他们表示衷心的感谢。同时，我们也非常感谢读者对本书的支持和关注。希望本书能够为广大读者了解腰椎疾病提供帮助，也希望患者能够尽早寻求医疗帮助，早日康复。

杨　强

国际矫形与创伤外科学会（SICOT）中国部常务委员

中国研究型医院学会脊柱外科专业委员会副主任委员

享受国务院政府特殊津贴专家

天津大学天津医院主任医师，教授，博士生导师

目 录

第 1 章

腰背痛

一、什么是腰背痛

腰背痛是大多数人一生中都会经历的一种极其常见的症状，其涵盖不同类型的疼痛，包括痛觉性疼痛、放射性神经痛（沿着腿部走行）和在某些情况下的非特异性腰背痛引起的神经痛。通常，这些疼痛会相互重叠（例如，患有椎间盘突出的患者会有背痛、放射性疼痛和超出解剖位置的弥散症状）。虽然腰痛常和臀部疼痛一起出现并被混淆在一起，但它们在身体内的位置是不同的。大多数腰背痛没有明确的原因，被称为非特异性腰背痛。腰背痛的特征包括生物、心理和社会方面的损害，会影响生理功能、社会功能并造成个人经济负担。

（一）流行病学调查

一项涵盖 195 个国家、评估 354 种医疗状况的研究发现，腰背痛是全球生产力损失最严重的疾病，同时也是 126 个国家中导致生活障碍最多的疾病。大多数人在一生中至少会有一次急性腰痛，这种情况通常会自行缓解，但有时也会变成长期的慢性病。另一项研究表明，腰背痛患病率可达 11.9%，最常见于中、老年（即 40～80 岁）妇女。

无论是发达国家还是发展中国家，腰背痛都是导致残疾、卧床的主要原因。遗憾的是，许多腰椎疾病患者没有寻求正规的治疗。有研究显示，腰背痛患者的就医率只有 60%，女性和有过多次腰背痛病史、身体健康状况差、疼痛程度高的人群更愿意寻求救治。

在过去，人们普遍认为儿童腰背痛很罕见，但是这一观点现在被打破了。一项针对来自 28 个国家 402 406 名青少年的研究发现，37.0% 的青少年每月或更频繁地报告腰痛。女孩腰背痛的发生率略高于男孩。儿童时期的腰背痛通常预示着成年后的腰背痛，一项针对 10 000 对双胞胎的研究报告称，那些在青春期患有腰背痛的人成年后患腰背痛的可能性是普通人的 2 倍。

（二）腰背痛的临床表现

1. 腰背痛　腰背痛是腰背疾病中最重要和最常见的临床表现。一般受累之处则是疼痛最显著的部位，其他身体部位通常疼痛较轻。这种疼痛可以是钝痛、刺痛、撕裂痛，疼痛呈持续或间歇性，也可以为阵发性疼痛。如果疼痛仅在按压或敲击时出现，往往提示病变较轻。

2. 功能障碍　腰背痛常伴随椎骨的运动功能障碍。椎骨由椎间盘、椎体和椎弓组成，它们之间通过关节组织和肌肉相连。一种情况是当腰背部出现疼痛时，肌肉和关节组织可能会受到紧张和痉挛的影响，进而导致椎骨的运动功能受损。这种运动功能障碍可能会进一步加重腰背痛的症状，并影响患者的日常生活和工作。还有一种情况是造成腰部疼痛的疾病本身就能导致椎骨的运动障碍，如强直性脊柱炎使脊柱发生不可逆的强直，从而使腰部活动严重受限。

3. 畸形　腰背组织可发生永久性的损害，如腰椎椎体压缩骨折，人的正常背部的形态变得异常；再如，结核病也可能发生于脊柱并导致椎骨缺损变形；还有像先天性脊柱侧弯，导致腰背部疼痛的同时患者的腰部可向一侧弯曲。以上均可使脊柱发生外形上的改变，同时伴随着脊柱和肢体的功能异常。

（三）伴随症状

发生腰背痛时一定要关注有无其他同时出现的症状，通常能提示腰背痛与其他疾病的关系。

全身症状如精神不佳、食欲缺乏、消瘦、发热、贫血等，可能是感染性疾病或风湿性疾病的表现。同时还要注意是否伴有其他关节的疼痛、肿胀等，这些症状可能是关节炎性疾病，如类风湿关节炎、强直性脊柱炎或风湿热等疾病的表现。要关注晨起后关节不适、僵硬等症状，如果活动后腰背痛加重，则可能是急性肌肉劳损或腰椎骨关节炎等疾病。如果活动后疼痛减轻，则可能是与脊柱有关的关节炎。有些腰背痛可能会出现放射痛，这可能是腰椎间盘突出压迫神经根的表现。腰椎间盘突出会导致同侧下肢麻木、无力，如果不及时治疗，还会引起同侧下肢肌肉萎缩。此外，如果男性腰背痛患者出现尿频、尿急、尿痛和尿不尽等症状，则提示可能有前列腺的炎症或肿瘤。一些消化道溃疡、胰腺和胆囊等消化道疾病则可能出现反酸、腹胀等症状。

二、腰背痛由哪些疾病造成

腰背痛的病因与发病机制复杂多样，腰背部的组织自外向内包括皮肤、皮下组织、肌肉、韧带、脊椎、肋骨和脊髓，上述任何组织的病变均可引起腰背痛。此外，腰背部的邻近器官出现问题时也会引起腰背痛。按照腰背痛的原发部位将腰背痛分成三大类：脊椎相关疾病、脊柱旁软组织病变、内脏疾病。

1.脊椎相关疾病　尽管大多数腰背痛缺乏可辨别的病理学依据来解释疼痛，但在极少数情况下，脊柱内的几个结构（包括小关节、椎间盘、终板或脊神经）的损伤，都会导致腰背痛。这些结构的损伤包括创伤、炎症或感染等。

（1）椎间盘退变：椎间盘是两个椎骨之间的纤维软骨组织，有减震的作用。它主要由周围的纤维环、中间的髓核和上下起锚定作用的终板构成，在脊柱的负荷与运动中承受强大的应力。当外力作用、年龄增大、不良习惯等致病因素存在时，椎间盘的成分和形态发生变化，导致疼痛的发生。当椎间盘退变持续进展并得不到缓解时，可能引发椎间盘突出和椎管狭窄，这时椎管内的脊髓受到压迫导致进一步的腰背痛和下肢的疼痛，并影响行走能力。

（2）脊柱骨折：脊柱由 32 个椎骨组成，每个椎骨都有复杂的结构和丰富的韧带来包围，使脊柱能够承受正常的负载。当患者受到明显的外伤，如车祸、从高处坠落、躯干部的挤压伤等，使脊柱承受过度的运动和暴力时，就会导致脊柱结构的损伤。脊柱骨折时，影像学检查示脊柱结构畸形，脊柱的棘突骨折时则可能会出现皮下淤血。同时，患者受伤处局部疼痛并伴有活动受限。具体来说，胸部脊柱骨折时可能伴有呼吸困难，而腰部脊柱骨折时患者可能感到腰部压迫性疼痛，活动下肢时也会感到疼痛。脊柱骨折的并发症相对较为严重，可能出现脊髓圆锥和马尾神经损伤，表现为四肢瘫痪、胸腰部某一水平以下的单侧 / 双侧感觉和运动功能障碍，以及大小便功能障碍。

（3）感染性脊椎炎：是由细菌、真菌或病毒感染引起的脊柱炎症。这种疾病通常会导致脊柱疼痛、发热、肌肉僵硬、关节疼痛和疲劳等症状。在严重情况下，感染性脊椎炎可能对脊柱造成永久性损伤，甚至会导致瘫痪。例如，结核性脊椎炎是感染性脊椎炎的一种常见类型。当病变发生在腰椎时，患者通常会感到腰部隐痛、钝痛或酸痛，尤其在晚上最为严重，而活动时疼痛也会加重。患者可能还会感到轻微的发热、夜间盗汗、乏力和食欲缺乏等全身症状。

（4）脊柱关节炎：是一组以中轴骨（颈椎、胸椎、腰椎、骶尾骨）和外周关节受累为主的慢性炎症性疾病。该类疾病主要包括强直性脊柱炎、银屑病关节炎、反应性关节炎、炎性肠病关节炎、幼年脊柱关节炎和未分化脊柱关节炎等。以强直性脊柱炎为例，在疾病的早期阶段，患者可能会经历腰痛、臀部疼痛和夜间疼痛等症状。随着疾病的进展，这些症状可能逐渐加重，并伴有脊柱僵硬和功能障碍，例如腰部无法挺直、弯曲和前屈等。

（5）脊柱肿瘤：脊柱肿瘤可分为原发性肿瘤和转移性肿瘤，脊柱原发性肿瘤有骨样骨瘤、骨母细胞瘤、动脉瘤样骨瘤；常见的转移性肿瘤有前列腺癌、甲状腺癌、肺癌和乳腺癌等。患者可能出现不能缓解的腰背部疼痛，剧烈而持续，药物治疗和休息时无法缓解，随之而来的可能是放射性神经疼痛和骨折的发生。

（6）骶髂关节功能紊乱：骶髂关节位于人体的下腰部，连接骶骨和髂骨。它承担着人体重量的传递和吸收震动的作用，因此其重要性不容忽视。骶髂关节如果发生病变，可能出现腰背部、臀区和下肢的疼痛。15%～30%的腰背痛起源于骶髂关节，其功能紊乱可能与炎症、妊娠或腰椎融合、创伤、退变等导致的负载不均匀等诸多因素有关。尽管最常见于背部，但超过2/3的人会有腰部的疼痛；在约50%的患者中，疼痛放射到大腿，有时也会放射到膝关节以下。骶髂关节内有众多的疼痛感受器，骶髂关节出现病变时会释放炎性因子渗透到腹侧的腰骶神经丛，造成腰背部和臀部的疼痛。常见的骶髂关节损伤因素为单侧下肢的不对称受力，如没看见脚下的坑失足踩下或交通事故中踩刹车脚遭受暴力时。特殊的是在分娩过程中因激素诱导可使骨盆韧带松弛，进而引发明显的骶髂关节疼痛。

（7）脊神经根病变：当在椎管中发生原发性或继发性肿瘤、椎间盘突出或硬膜外脓肿等情况时，会刺激神经根，导致患者出现颈背痛或腰痛，并沿着神经分布区域放射状传播。这种疼痛在弯腰、咳嗽、打喷嚏等情况下会加重。此外，人们所说的脑出血中有一种称为蛛网膜下腔出血，其表现为严重头痛、恶心、呕吐和脑膜刺激症状。而当出血刺激脊髓膜和脊神经时，同样也会引起强烈的腰背痛。

2. *脊柱旁软组织病变* 是指脊柱旁的软组织（如肌肉、韧带、神经等）出现异常的变化或损伤。这种病变可能会导致脊柱周围肌肉僵硬、疼痛或运动受限等症状。常见的导致腰背痛的疾病有腰肌劳损和腰肌纤维炎。

（1）腰肌劳损：是腰部肌肉及其附着点的筋膜、韧带或骨膜的慢性损伤性炎症，是腰痛的常见原因。腰部处于下方，因此在活动时承受较大的重量。当坐姿不正确或脊柱受力不均时，腰背部肌肉会超负荷工作，导致肌肉代偿性增生。紧张的腰背部肌肉会使小血管受压、供氧不足，代谢产物也会积聚，引发局部炎症和疼痛。腰肌劳损的症状主要表现为无明显诱因的慢性酸胀痛、钝痛。休息一段时间可以缓解，劳累后则会加重。特别是在弯腰干家务时疼痛加重，伸直腰部则疼痛有所缓解。

（2）腰肌纤维炎：是一种由于肌肉劳损或过度使用引起的腰部疼痛症状。它主要影响腰肌群，包括腰大肌、腰方肌和髂腰肌等。腰肌纤维炎的症状包括肌肉疼痛、僵硬和疲劳感。此外，患者还可能会感到压迫感和肌肉酸痛，以及腰部运动受限。腰肌纤维炎通常是由于长期在不正确的姿势下工作或缺乏运动而引起，也可能是由于劳累过度或剧烈运动所致。

3. *内脏疾病*

（1）泌尿系统疾病：泌尿系统疾病引起的腰背部疼痛多见于尿路梗阻与炎症。比如尿道有结石堵塞时，刺激泌尿道周围的平滑肌产生痉挛，增加肾排尿时的压力，导致肾等实质性器官的包膜张力增高，引发持续性的钝痛或阵发性的绞痛。肾炎疼痛部位较深，主要在肋骨和腰部的交界处，并且敲击该部位有轻微疼痛；肾盂肾炎腰痛比较明显，叩击痛更甚；肾脓肿多为单侧腰痛，常伴有局部肌肉紧张和压痛；肾结石多呈绞痛，轻轻叩击则疼痛剧烈；肾肿瘤多为胀痛或钝痛，有时也呈绞痛。

（2）盆腔器官疾病：男性的盆腔器官主要涉及前列腺，当发生炎症和肿瘤时常引发会阴或下腹的疼痛，疼痛会牵涉下腰部等部位，患者常伴有发热和尿路刺激征（尿频、尿急、尿痛和排尿困难）；女性盆腔器官复杂多样。首先是宫颈炎症，它是妇科常见疾病之一。正常情况下，宫颈具有多种免疫保护机制，但是当阴道发生炎症、进行性生活或进行医院宫腔操作时，容易诱发宫颈炎症。宫颈炎症主要表现有阴道分泌物增多、性生活后出血和腰背痛等。另外，还有如盆腔炎性疾病，可累及子宫内膜、输卵管、盆腔腹膜等。如果出现下腹或腰部疼痛、发热、异常阴道分泌物或异常阴道出血等多种症状，就要怀疑存在盆腔炎症。此外，还有子宫脱垂。子宫脱垂是指子宫脱出于阴道内或阴道外，常见于分娩时过度用力导致子宫受到牵拉，也可能是因为衰老和腹压增加导致子宫韧带支撑力不够。当病情发展时可能有不同程度的腰骶部酸痛或下坠感，站立时症状加重，卧位时症状则有所缓解。

（3）消化系统疾病：常言道"五脏为中心，经络联络全身"，在现代医学中，这句话还是有一定道理的。体内消化道和脏器的感觉冲动及一定皮肤的感觉冲动会进入相同的脊髓节段，所以当内脏出现问题时，也会刺激和激活皮肤的传入神经，引起相应的疼痛感。例如，胃和十二指肠溃疡导致的后壁穿孔可能直接影响脊柱周围，引起腰背部肌肉痉挛并出现疼痛。另外，大量饮酒后引发的急性胰腺炎常伴有左侧腰背部放射痛。一些胰腺癌患者可能出现腰背痛，弯腰低头时可能会缓解疼痛，而躺在床上时可能会感到疼痛加重。溃疡性结肠炎和克罗恩病属于炎性肠病范畴，当消化道功能紊乱时，通常伴有下腰痛。

三、腰背痛时应如何自我评估

1. **腰背痛分型** 腰背痛是一种常见的症状，可以分为急性腰背痛、慢性腰背痛和特定病因引起的腰背痛。

（1）急性腰背痛：是指病程＜6周，病因不明的、除脊柱特异性疾病及神经根性疼痛以外其他原因引起的，位于肋缘以下、臀横纹以上及两侧腋中线之间区域内的疼痛与不适，伴或不伴大腿牵涉痛，通常具有自限性（6周内约有90%的患者会出现疼痛好转），但2%～7%的患者会发展为慢性腰背痛。它可能由以下因素引起。

1）肌肉劳损：过度用力、突然转体或举重等活动导致肌肉或肌腱的拉伤或劳损。

2）腰椎间盘突出：椎间盘破裂或突出可能压迫神经根，导致急性腰背痛。

3）骨折或创伤：脊椎骨折、脱臼或其他严重创伤可能导致急性腰背痛。

（2）慢性腰背痛：是指持续存在或反复发作的腰背痛，通常至少持续3个月。它可能由以下因素引起。

1）慢性肌肉劳损：长期不正确的姿势、重复性运动或缺乏体育锻炼，可能导致肌肉劳损和慢性腰背痛。

2）椎间盘退变：随着年龄增长，椎间盘会退变或变薄，伴随周围神经长入和刺激，导致慢性腰背痛。

3）慢性炎症性疾病：如强直性脊柱炎等炎症性关节病可能导致慢性腰背痛。

（3）特定病因引起的腰背痛：除了急性和慢性腰背痛，有时腰背痛可能是由特定的病因引起的，包括但不限于以下疾病。

1）椎管狭窄：椎管狭窄可能导致神经根受压，引起腰背痛和下肢放射性疼痛。

2）脊柱骨质疏松：骨质疏松症使得脊椎骨骼变脆，容易发生骨折，引起腰背痛。

2. 疼痛的自我评估　以判断痛苦的严重程度和持续时间。自我评估可以帮助您初步了解腰背痛的严重程度和持续时间。以下是一些常用的方法。

（1）疼痛程度评分：使用 0 ～ 10 的数字等级来描述疼痛程度，其中 0 表示无痛，10 表示最严重的疼痛。根据您感受到的疼痛程度，在这个范围内选择一个数字，以便记录和比较（图 1-1）。

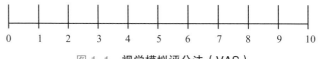

图 1-1　视觉模拟评分法（VAS）

0 ～ 2：表示舒适；3 ～ 4：表示轻度不舒适；5 ～ 6：表示中度不舒适；7 ～ 8：表示重度不舒适；9 ～ 10：表示极度不舒适

（2）疼痛的影响：考虑腰背痛对您日常生活的影响，您可以评估以下方面：①行走或移动的能力；②睡眠质量；③工作能力；④情绪和心理状态；⑤社交和休闲活动的参与程度；⑥症状持续时间。

（3）注意腰背痛的持续时间，根据以下时间框架评估：①急性痛，疼痛持续时间不超过 6 周；②亚急性痛，疼痛持续 6 周到 3 个月；③慢性痛，疼痛持续 3 个月以上。

注意：以上这些方法只是初步评估工具，不能替代专业医师的诊断。如果腰背痛持续不缓解或无法忍受，极度影响日常生活，建议咨询医师进行进一步的评估和治疗（表 1-1）。

表 1-1 腰痛 ODI 评分标准

1. 疼痛	无任何疼痛	有很轻微的疼痛	较明显的疼痛（中度）	明显的疼痛（相当严重）	严重的疼痛（非常严重）	疼痛得不能做任何事情
2. 生活自理	日常生活完全自理，不伴腰背痛或腿痛	日常生活完全自理，但引起腰背痛或腿痛加重	日常生活虽能自理，由于活动时腰背痛或腿痛加重以至于动作小心、缓慢	多数日常活动可自理，有时需他人的帮助	绝大多数的日常活动需要他人帮助	穿脱衣服、洗漱困难，只能躺在床上
3. 提物	提重物时并不引起腰背痛或腿痛加重	能提重物，但腰背痛或腿痛加重	由于腰背痛或腿痛，以至于不能将地面上的重物拿起来，但是能拿起放在合适位置上的重物，比如桌面上的重物	由于腰背痛或腿痛，以至于不能将地面上轻的物体拿起来，但是能放在合适位置上，例如放在桌子上的物品	只能拿一点轻的东西	任何东西都提不起来或拿不动
4. 行走	腰背痛或腿痛，但不妨碍走路	由于腰背痛或腿痛，最多只能走1000m	由于腰背痛或腿痛，最多只能走500m	由于腰背痛或腿痛，最多只能走100m	日常借助拐杖行走	不得不躺在床上，排便也只能用便盆
5. 坐	椅子高度和坐位时间不受限制	只要椅子高度合适，坐位时间不受限制	由于疼痛加重，最多只能坐1h	由于疼痛加重，最多只能坐30min	由于疼痛加重，最多只能坐10min	由于疼痛加重，一点也不敢坐

续表

项目						
6. 站立	长时间站立时，疼痛不会加重	长时间站立时，疼痛会有所加重	由于疼痛加重，最多只能站 1h	由于疼痛加重，能站 30min	由于疼痛加重，最多只能站 10min	由于疼痛加重，不敢站立
7. 睡眠	夜间不会痛醒	有时夜间会痛醒	由于疼痛，最多只能睡 6h	由于疼痛，最多只能睡 4h	由于疼痛，最多只能睡 2h	由于疼痛，根本无法入睡
8. 性生活	性生活完全正常，不会导致疼痛加重	性生活完全正常，但会加重疼痛	性生活基本正常，但会很痛	性生活正常，但会加重疼痛	由于疼痛，性生活严重受限	由于疼痛，基本没有性生活
9. 社会活动	社会活动完全正常，不会因此加重疼痛	社会活动完全正常，但会加重疼痛	疼痛限制剧烈活动，但对其他社会活动无明显影响	疼痛限制正常的社会活动，不能参加某些经常性活动	疼痛限制参加社会活动，只能在家从事一些社会活动	由于疼痛，根本无法从事任何社会活动
10. 旅行	能到任何地方去旅行，不会出现腰背痛和腿痛	能到任何地方去旅行，但腰背痛和腿痛会加重	由于疼痛，外出郊游不超过 2h	由于疼痛，外出郊游不超过 1h	由于疼痛，外出郊游不超过 30min	由于疼痛，除了到医院，根本无法外出

四、腰背痛患者应如何进行就诊前准备

腰背痛是一种常见的健康问题，对人们的生活产生了广泛的影响。如前所述，腰背痛病因的复杂性使得自我诊断变得困难，因为它可能由多种原因引起，例如肌肉劳损或椎间盘问题。仅仅依靠自我诊断容易导致错误的判断和治疗，进而延误病情。而通过寻求专业医师的帮助，我们可以得到准确的诊断和个性化的治疗方案。医师的专业知识和经验能够帮助我们确定病因，并制订适合我们个人情况的治疗计划。因此，在面对腰背痛时，正确的就诊方式对治疗至关重要。具体参考第 14 章。

就诊前的选择与准备　准备好身份证、医保卡，在家属的陪同下选择具有专业资质的正规医院进行就诊。在选择相对应疾病的专科医师后，向专科医师提供本次及既往腰背痛病史信息。

（1）疼痛描述：描述您的疼痛感觉，例如是钝痛、刺痛、隐痛还是酸痛等。说明疼痛的程度（轻度、中度、剧烈），出现的频率（持续性、间歇性），加重的时间。

（2）疼痛区域：指出您感到疼痛的具体位置。是否仅在腰部、背部或腰背交界处，或者还向下延伸到臀部、大腿、小腿或足部等区域。

（3）疼痛的起因：回顾疼痛开始的时间和触发因素，例如是因为扭伤、劳累、长时间坐姿、运动受伤、突然活动或无明显原因。

（4）疼痛的改善或加重：说明哪些活动或姿势可以缓解疼痛，以及哪些活动或动作会使疼痛加重。

（5）其他症状：如果您还有其他伴随症状，如麻木、刺痛、肌肉无力、下肢放射性疼痛、大小便功能问题等，都要向医师提供详细信息。

（6）历史和风险因素：告诉医师您的病史，特别是以往的腰背痛问题、手术史、慢性疾病（如糖尿病、关节炎）及家族遗传病史。

另外，也要提供与您的生活方式相关的信息，如工作性质、体重、体育活动习惯等。

（7）就医经历：如果您之前已经就诊过或接受过治疗，则告诉医师这些经历，包括之前的检查、诊断、治疗方法和效果。

五、腰背痛需要进行哪些检查

对于腰背痛患者，以下是一些常见的影像学检查，有助于医师确定病因和指导治疗。

1. X线检查　X线片可以显示脊椎的骨骼结构，包括脊椎的形态、间隙、骨折、脱位等。它通常用于评估骨质疏松、骨关节炎、脊柱畸形、椎体滑脱等引起的腰背痛。

2. 计算机断层扫描（computed tomography，CT）　CT提供更详细的骨骼和软组织图像，能够检测椎体骨折、椎间盘突出、脊柱畸形、椎管狭窄等问题。它对于评估骨骼精细结构和神经压迫的情况更为实用。

3. 磁共振成像（magnetic resonance imaging，MRI）　MRI可以提供详细的软组织图像，包括椎间盘、脊髓、神经根和周围软组织的状况。它常用于评估椎间盘膨出、椎管狭窄、脊髓压迫、肌肉损伤等。MRI检查前应注意严禁携带钥匙、打火机、硬币、刀具、钢笔、针、钉等铁磁性制品；对于置入体内的心脏起搏器、除颤器、心脏支架、人工心脏瓣膜、动脉瘤术后金属夹，置入体内的药物灌注装置，置入体内的任何电子装置、神经刺激器、骨骼生长刺激器，其他任何类型的生物刺激器、血管内栓塞钢圈、滤器、下腔静脉滤器、心电记录监护器、金属缝合线，体内有子弹（碎弹片）或铁砂粒等，骨折手术后固定钢板、钢钉、螺丝、人工假肢或关节、阴茎假体、助听器、人工耳蜗、中耳移植物、眼内金属异物、义眼、活动义齿、牙托及头面部置入物等应事先明确材质，并提前告知主诊医师及影像医师。

4. 骨扫描　又称全身骨显像。骨扫描通过注射放射性核素，观察其在骨骼系统中的分布，用于检测骨骼的炎症、感染、肿瘤或损伤。它对于评估骨质疏松、骨转移等疾病引起的腰背痛有一定帮助。患者行骨扫描检查后应尽量多喝水，以加快放射性药物的排泄。

5. 骨密度检查　使用双能 X 线吸收测量（dual-energy X-ray absorptiometry，DXA）技术。这种检查可以测量骨骼中钙和其他矿物质的含量，从而评估骨骼的密度。骨密度检查通常针对骨盆、脊椎和髋部进行测量，这些部位是骨质疏松最常见的发生部位。

6. 定量 CT（QCT）　主要测量人体骨骼的骨密度，测量人体骨骼体积骨密度（vBMD）。QCT 利用临床 CT 机的 X 线衰减原理，加上 QCT 专业质控体模，将扫描图像的 CT 值准确转换成羟基磷灰石等效密度。所测量的体积骨密度，不受体重、血管钙化和脊柱退变的影响，是更精准的骨密度测量方法，而且诊断骨质疏松比其他技术更敏感。

这些影像学检查通常由专科医师根据病情决定是否需要进行。医师会综合病史、体格检查和其他辅助检查结果来判断何种影像学检查最适合您的情况，并结合临床判断来做出诊断和治疗决策。

六、腰背痛如何非手术治疗

腰背痛的非手术治疗主要包括卧床休息、药物治疗、物理治疗、中医理疗方法等方式。主要适用于初次发病、病程短，休息后症状明显缓解，经查体神经无明显症状，影像学检查结果无椎管狭窄、神经无明显受压者或部分个体原因无法耐受手术的患者。具体参考第 15 章。

1. 卧床休息　部分急性期腰背痛不强调卧床休息，例如腰背肌筋膜炎，俗称腰肌劳损。建议患者适当保持活动状态，可减少患者的功能障碍、疼痛及恢复正常工作的时间。对于骨质疏松椎体压缩骨折或术后所导致的腰背痛建议严格卧床休息，有下床行走需求者建议佩戴腰围或在支具辅助下进行。卧床休息时间参考具体病情及主诊医师医嘱。

2. *药物治疗*

（1）非甾体抗炎药（NSAID）：NSAID 是临床较常选用的缓解疼痛药物，其临床疗效较好，但需要注意防治胃肠道不良反应。不同 NSAID 的疗效无显著性差异。NSAID 无法有效缓解疼痛或疗效不佳时建议加用肌肉松弛药。

（2）肌肉松弛药：包括苯二氮䓬类药物（如地西泮、四氢西泮等）和非苯二氮䓬类药物（如乙哌立松、环苯扎林、托哌酮等）。对合并肌肉痉挛者可酌情使用，临床以非苯二氮䓬类较常用。建议肌肉松弛药的应用时间不超过 3 个月。如应用肌肉松弛药来缓解慢性腰背痛患者的疼痛及肌紧张状态，应尽量选择中枢抑制作用小的肌肉松弛药。

（3）阿片类药物：包括弱阿片类药物（如曲马多、可待因等）和强阿片类药物（如吗啡、羟考酮、氢化吗啡酮、芬太尼等）。通常在其他治疗方法无效时推荐使用阿片类药物治疗。为降低药物蓄积风险，应优先选择缓慢释放的弱阿片类药物，并采用规律给药代替疼痛时给药。

（4）抗抑郁药：可作为缓解疼痛的辅助用药，但患者合并肾病、青光眼、妊娠、慢性阻塞性肺疾病、心力衰竭时禁用。抗癫痫药低质量研究证据证实，加巴喷丁对于缓解慢性腰背痛无效。

请注意，每种药物都有其适应证、剂量和注意事项，因此在使用这些药物时，建议严格遵循医师的指导，并遵循正确的用药方法和剂量。在使用 NSAID 时，还要注意可能的不良反应，如胃肠道不适、消化道溃疡等，特别是长期或大剂量使用时。与医师进行充分的沟通和咨询，以确定适合患者个体情况的药物治疗方案。

3. 物理治疗　物理治疗在腰背痛的治疗中被广泛应用，它可以帮助减轻疼痛、改善功能和促进康复。

（1）热敷和冷敷：热敷和冷敷是常见的物理治疗方法，可用于缓解炎症、减轻肌肉痉挛和舒缓疼痛。热敷可以促进血液循环和松弛肌肉，而冷敷可以减少炎症和局部组织肿胀。

（2）拉伸和强化练习：特定的拉伸和强化练习可以帮助改善腰背部的灵活性、稳定性和肌肉力量。这些练习有助于缓解肌肉紧张、增强腰背部的支持能力，并减少疼痛发作的频率和强度。

（3）整脊和推拿疗法：整脊是由训练有素的专业人员通过手法对脊椎进行调整，以恢复正常的关节功能和神经传递。这些手法包括推拿、脊椎扭转、牵引等，可以减轻腰背痛和改善脊柱的功能。

（4）康复运动：是根据个体情况定制的一系列运动和活动，旨在恢复功能、提高姿势和运动控制能力。这些运动可以帮助改善腰背部肌肉的协调性和稳定性，减轻疼痛并预防复发。

物理治疗的具体方法和方案应根据个体情况和疾病的特点进行定制。建议在专业医师或物理治疗师的指导下进行物理治疗，以确保安全性和有效性。同时，个人在治疗期间应积极参与并按照专业人员的建议进行日常锻炼和自我管理。

4. 牵引治疗　牵引治疗的目的是减轻腰背痛，改善脊柱的形态和功能，从而促进康复和缓解疼痛。

（1）机械牵引：是一种通过设备施加牵引力来减轻腰椎压力和减少神经根受压的方法。这种治疗方法通常是让患者躺在特定的设备上，通过设备的拉力逐渐施加牵引力，从而分离腰椎，并减少压迫。机械牵引可以通过减轻压力、改善血液循环和缓解神经根受压来减轻腰背痛。

（2）手动牵引：是由医师或物理治疗师通过手法施加牵引力来改善腰椎位置和减轻神经根受压。手动牵引包括牵拉、拉伸和扭转等手法，根据个体情况和需要进行调整。这种治疗方法通常在专业人员的指导下进行。

（3）水中牵引：是在水中进行的一种牵引治疗方法。患者躺在水面，水的浮力可以减轻身体的压力和负荷，从而实现牵引效果。水中牵引可以通过水的浮力和轻柔的运动来减轻腰背痛，并提供舒适的治疗环境。

（4）重力牵引：是通过改变身体姿势和位置来减轻腰椎的压力。例如，借助重力的作用，患者可以悬挂在特定的牵引装置上，以减轻腰椎的压力和拉伸脊柱结构。

这些牵引治疗方法通常在医师或物理治疗师的指导下进行，并根据个体情况和需要进行调整。

5. 中医理疗方法

（1）推拿按摩：是一种通过手法施压和揉捏来调理身体的疗法。对于腰背痛患者，推拿按摩可以帮助舒缓肌肉紧张、促进血液循环和松解疼痛部位的僵硬。

（2）中药熏蒸：是利用草药的蒸汽或热气进行治疗的方法。常用的中药材如艾叶、川芎、薰衣草等，通过渗透皮肤和经络来缓解疼痛、改善血液循环和放松肌肉。

（3）中药外敷：是将中药煎汤或研粉敷贴在患处，通过皮肤吸收药物的有效成分来缓解疼痛和消除炎症。例如，贴敷草药膏剂或热敷艾叶等。

（4）针灸：是通过刺激特定的穴位来调整和平衡身体的方法。对于腰背痛患者，针灸可以刺激特定的穴位，促进气血的流通，舒缓疼痛和改善症状。

（5）刮痧：是用特制的工具在患处刮擦皮肤，以促进血液循环、舒缓肌肉紧张和减轻疼痛。刮痧还可以促进炎症的消散和排毒。

（6）拔罐：是通过在皮肤上放置特殊的火罐，形成负压吸引皮肤组织，以改善血液循环、舒缓肌肉紧张和缓解疼痛。拔罐还可以促进体内湿气的排出。

七、腰背痛如何手术治疗

对于腰背痛患者，手术治疗通常被考虑为最后的选择，只在非手术治疗无效或病情严重影响生活质量时才会被推荐。具体参考第17章。以下是一些常见的腰背痛手术治疗方式。

1. 椎间盘切除术　用于治疗椎间盘突出或脱出导致的神经根压迫症状。手术通过切除或清除突出的椎间盘组织来减轻神经根的压迫，缓解腰背痛和放射痛。

2. 椎间融合术　适用于严重的椎间盘退变或脊柱不稳定导致的腰背痛。手术通过将两个或更多椎骨稳定地融合在一起，消除病变部位的运动，减少疼痛和不适。

3. 人工椎间盘置换术　用于椎间盘退变或椎间盘突出等病变导致的腰背痛。手术通过替换受损的椎间盘组织，保留或恢复脊柱的运动功能，减轻疼痛并提高患者的生活质量。

4. 脊柱内镜微创手术　包括微创椎间孔镜手术和经皮椎间孔镜手术等。这些手术利用脊柱镜技术，通过小切口进行椎间盘切除或神经根减压，能够减少手术创伤和恢复时间。

请注意，手术治疗的适用性需根据具体病情和医师的评估来确定。手术治疗可能存在一定的风险和并发症，术前应与医师充分讨论并了解手术的利弊。个体情况可能会有所不同，因此最好在与专业医师进行详细咨询和评估后做出决策。

八、腰背痛如何进行术后自我护理

腰背痛的辅助治疗和自我护理可以帮助缓解疼痛、改善症状，并促进康复。以下是一些常见的方法。

1. 卧床休息　术后所导致的腰背痛建议严格卧床休息，有下床行走需求者建议佩戴腰围或在支具辅助下进行。卧床休息时间参考具体病情及主诊医师医嘱。

2. **物理治疗** 包括热敷、冷敷、按摩等。热敷可以促进血液循环，舒缓肌肉痉挛；冷敷可以减轻炎症和局部组织肿胀；按摩可以缓解肌肉紧张和疼痛。

3. **运动疗法** 适度的运动可以增强腰背部肌肉的力量和灵活性，改善姿势和稳定性。常见的运动包括腹肌锻炼、核心稳定训练、脊柱伸展和强化等。但应根据个体情况选择适合的运动方式，并避免过度运动或剧烈冲击。

4. **保持正确姿势** 保持正确的坐姿和站姿，避免长时间保持同一姿势，尤其是长时间低头或弯腰。正确使用腰椎支撑装置、靠垫或床垫，有助于维持腰部的正常曲度。

5. **减轻负荷** 避免搬运重物或过度使用腰部，早期佩戴腰围以合理分配负荷，避免长时间保持不良姿势。腰围佩戴时间以 3 ～ 6 周为宜，一般不超过 3 个月。早期疼痛症状较重者，应长时间佩戴腰围，待疼痛症状缓解后再逐步取下。

6. **改善睡眠环境** 选择合适的床垫和枕头，保持良好的睡眠姿势，避免过度扭转或压迫腰背部。

7. **应对压力** 情绪压力和焦虑可能加重疼痛感受，通过放松技巧、深呼吸、冥想等方式来减轻压力，有助于缓解腰背痛。

8. **良好的饮食习惯** 保持均衡的饮食，摄取足够的营养，特别是钙、维生素 D 和 B 族维生素，有助于维持骨骼健康和改善神经系统功能。

9. **戒烟限酒** 烟草和乙醇（酒精）的摄入会对身体产生不良影响，可能加重疼痛症状。

这些辅助治疗和自我护理方法通常可以作为腰背痛综合治疗的一部分。然而，每个人的情况不同，应在医师的指导下选择适合自己的方法，并遵循医师的建议。

参考文献

路易斯·罗伯托·维埃勒，2019. 腰背痛 [M]. 海勇，郑召民，译. 济南：山东科
　学技术出版社.

万学红，卢雪峰，2018. 诊断学 [M]. 9 版. 北京：人民卫生出版社.

赵玉沛，陈孝平，2015. 外科学 [M]. 3 版. 北京：人民卫生出版社.

HARTVIGSEN J, HANCOCK M J, KONGSTED A, et al, 2018. What low back pain
　is and why we need to pay attention[J]. Lancet, 391(10137): 2356-2367.

KNEZEVIC N N, CANDIDO K D, VLAEYEN J W S, et al, 2021. Low back pain[J].
　Lancet, 398(10294):78-92.

KOES B W, VAN TULDER M W, THOMAS S, 2006. Diagnosis and treatment of
　low back pain[J]. BMJ, 332(7555):1430-1434.

第 2 章

腰椎间盘突出

一、什么是腰椎间盘突出

在回答这个问题之前，首先要搞清楚什么是腰椎间盘。如图 2-1 所示，椎间盘位于腰椎的相邻两椎体之间，是身体负荷最重的部分。在腰部运动的过程中，椎间盘起到避免椎体之间互相碰撞摩擦的作用。从功能上来说，用汽车零件来比喻，椎间盘就像是减震弹簧，可以帮助吸收各种冲击，平均分布椎体之间的压力。

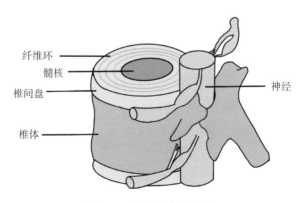

纤维环
髓核
椎间盘
椎体
神经

图 2-1　腰椎间盘的结构

椎间盘由软骨板、纤维环和髓核三部分组成。上、下的软骨板像罐头的上下两层盖子将椎间盘密封，而周围由致密纤维围绕而成的纤维环组成椎间盘的外壁，二者共同形成一个密封的容器，其中存放含有大量水分、黏多糖蛋白复合体、硫酸软骨素的髓核。自身结构上纤维环的前侧及外侧较厚，后侧较薄，加之纤维环的前部分布着前纵韧带，后部为后纵韧带，前纵韧带比后纵韧带更为强壮，因而髓核容易向后突出，压迫毗邻的神经根或脊髓。这种腰椎间盘向后突出，压迫周围软组织、神经根或脊髓的情况，被称为腰椎间盘突出。

根据腰椎间盘突出程度的不同，可以将腰椎间盘突出分为5种病理类型。

1. 椎间盘膨出　此时仅有纤维环膨出，纤维环完整、无断裂。纤维环均匀地膨出至椎管内，可以引起神经根的轻度受压。

2. 椎间盘凸出　椎间盘局限性突出至椎管内，内层纤维环断裂，髓核向内层纤维环薄弱处突出，但此时外层纤维环仍然完整。切开外层纤维环，髓核并不会自行突出。

3. 椎间盘突出　突出的髓核被一层很薄的外层纤维环所约束，常产生较为严重的临床症状，切开外层纤维环后髓核会自行突出。

4. 椎间盘脱出　突出的髓核穿过完全破裂的纤维环，髓核突出至椎间盘外，被后纵韧带约束。

5. 游离型椎间盘　髓核穿过完全破碎的纤维环和后纵韧带，游离于椎管内，压迫神经根或马尾神经。

二、腰椎间盘突出时会发生什么

腰椎间盘突出时，由于突出的程度及其压迫部位不同，患者会出现不同症状。腰椎间盘突出压迫周围韧带或刺激椎管内神经时（图2-2），患者常感受到腰痛，这也是大多数患者的第一感觉。而当腰椎间盘突出物压迫体内负责控制运动或传递感觉信号的神经时，就会出现下肢麻木或乏力。又由于大部分腰椎间盘突出发生于 $L_4 \sim L_5$ 椎间隙及 $L_5 \sim S_1$ 椎间隙，突出的椎间盘压迫坐骨神经，所以通常会感受到由臀部沿着大腿后方向小腿放射的疼痛，临床医师也经常会问患者疼痛或麻木是否会往下"蹿"。

值得注意的是，部分患者会发现自己的双侧下肢和会阴部麻木或感觉消失、大小便困难或失禁，以及男性患者出现性功能障碍等症状，表明马尾神经受压，情况较为严重，此时应尽快就医。

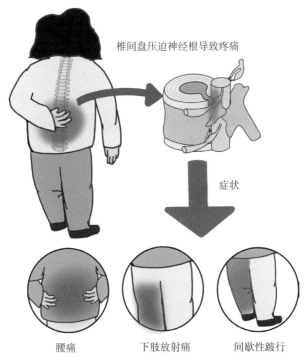

图 2-2　**腰椎间盘突出**

三、为什么会发生腰椎间盘突出

当腰椎间盘突然受到猛烈挤压或连续地被挤压时就有可能发生

突出。在日常生活中，常见的原因就是在体力劳动或运动中没有准备好就搬动或抬举重物，或长时间弯腰工作后突然直起腰来。猛烈的外力如摔倒时臀部着地也可能导致腰椎间盘突出。

对于腰椎间盘退行性改变的患者，如一些老年人，腰部轻微地运动如弯腰洗脸或打喷嚏、咳嗽，都有可能会造成腰椎间盘突出。因此，在日常生活和活动中要提高警惕意识，注意这些问题。

腰椎间盘突出通常是以下 1 个或多个因素的共同作用所致。

1. 年龄因素　随着年龄的增长，椎间盘逐渐失去水分和弹性，使其更容易受损和突出。这是最常见的腰椎间盘突出的原因，通常发生在 40 岁以上的人群。

2. 姿势不正　无论是睡眠时还是在日常生活、工作中，当腰部处于屈曲位时，如突然加以旋转，则易诱发髓核突出。在此体位时，椎间隙内的压力也较高，髓核被挤向后方，易促使髓核向后方突出。近年来伏案工作的人越来越多，伏案的时间越来越长，这与该病发病率增高有一定关系，良好的姿势是"站如松，坐如钟"。

3. 慢性劳损　长期从事重体力劳动、久坐不动或错误的体位姿势可能导致腰椎间盘受到损伤，增加突出的风险。

4. 重复性运动　反复进行扭转、弯曲或举重等运动，尤其是在腰部不稳定或姿势不正确的情况下，可能会对腰椎间盘造成过度压力和损伤。

5. 外伤或创伤　外伤是椎间盘突出的重要因素之一，尤其是与青少年腰椎间盘突出的发病关系密切。外力引起纤维环的膨出或受损，初有病变出现，髓核突入内层纤维环时不会引起疼痛，而外伤使髓核进一步突出到外面有神经支配的外层纤维环从而引起疼痛。腰部外伤也可使已经退变的髓核突出。

6. 妊娠　妊娠期间整个韧带系统处于松弛状态，后纵韧带松弛容易导致椎间盘膨出。加之，妊娠后体重增加，孕妇腰椎间盘突出的发生率明显高于正常人。

7. **遗传因素**　遗传因素可能在一定程度上影响椎间盘的结构和强度，使某些人更易发生腰椎间盘突出。

8. **不良生活习惯**　如不良姿势、不正确的举重方式等也可能增加腰椎间盘突出的风险。

需要指出的是，腰椎间盘突出的发生是一个复杂的过程，多个因素可能相互作用导致其发生。了解这些风险因素并采取相应的预防措施，如维持良好的姿势、适度锻炼、注意控制体重等，有助于降低腰椎间盘突出的风险。

四、怎么发现腰椎间盘突出

通常，腰椎间盘突出的症状开始时并不明显，但当患者在没有外伤的情况下反复出现腰腿痛或腰部酸胀，严重时可能会出现下肢麻木或乏力，更甚者出现大小便功能异常或会阴部麻木，此时应怀疑存在腰椎间盘突出的情况。腰椎间盘突出常见的症状如下。

1. **腰痛**　为腰椎间盘突出常见的症状。可能会出现持续的背痛或间歇性的剧痛，疼痛的程度和范围可以因突出的程度和位置而有所不同。腰痛主要是由于缺血性神经根炎，即髓核突然突出压迫神经根所致。

2. **麻木**　患者麻木的区域取决于被压迫的神经根，常见有小腿前内侧麻木、小腿外侧及足背部麻木、足底及小腿后部麻木。当 L_4 神经根受累时，出现小腿前内侧麻木；当 L_5 神经根受累时，出现小腿外侧和足背部麻木；S_1 神经根受累时，出现足底及小腿后部麻木。

3. **坐骨神经痛**　大部分腰椎间盘突出患者椎间盘突出发生在 $L_4 \sim L_5$ 及 $L_5 \sim S_1$ 椎间隙，常刺激坐骨神经进而诱发坐骨神经痛。典型的坐骨神经痛是从下腰部放射至臀后部、大腿后外侧，打喷嚏和排便等一系列使椎管压力增高的动作，都可加重腰痛和放射痛。

当站立或活动时，椎管内压力升高，压迫加重，同样可以诱发或加重坐骨神经痛，所以腰椎间盘突出的坐骨神经痛具有"休息轻，活动重，平卧轻，站立重"的特点。

4. 腰椎侧弯　长期有腰椎间盘突出的患者，疼痛会导致站姿或坐姿不正确，进而导致腰椎侧弯。这是因为，当患者腰椎间盘突出时，神经受到挤压产生疼痛，身体向一侧偏斜可以减轻神经压迫，为缓解疼痛，患者可能会有意无意长期向一侧偏斜，久而久之就会导致腰椎侧弯。这是身体代偿的表现，并不是所有患者都有腰椎侧弯。

5. 间歇性跛行　有些患者可能会出现行走数米或数百米之后自觉下肢麻木或疼痛，停止行走后麻木或疼痛缓解或消失，并且随着病情进展，能够行走的距离会越来越短而缓解不明显。弯腰、下蹲时疼痛或麻木消失或好转，骑自行车时不出现此症状。这是由于腰椎间盘突出后，神经根受压缺血，行走时受压程度增大，神经根充血，静脉淤滞，继发动脉供血不足，导致神经根缺血加重产生疼痛及麻木现象。

需要注意的是，每个人的症状可能会有所不同，具体症状和严重程度可能受到腰椎间盘突出的位置、大小和个人因素的影响。如果您怀疑自己有腰椎间盘突出，请去当地的骨科或脊柱外科及时咨询医师进行评估，并获得适当的治疗建议。

在医院里，医师为诊断腰椎间盘突出，常使用一些体格检查和影像学检查，在这里向患者朋友们介绍一些常见的检查方法和原理。

1. 常见的体格检查方法

（1）直腿抬高及加强试验：正常人通常可以将下肢直腿抬高至 70° 以上而没有任何症状，而腰椎间盘突出患者，在直腿抬高时可能会出现放射痛，并且这种疼痛在下降肢体的过程中减轻，抬高和背屈的过程中加重。这是因为神经根在椎管内通常可以活动，在直腿抬高至 30° 以前，腰骶神经根基本不活动，待直腿抬高到

$30° \sim 75°$ 时，腰骶神经根向远端移动，此时由于突出的椎间盘压迫神经根，患者可能会因为神经根受牵拉而出现放射痛。

（2）仰卧挺腹试验：患者仰卧，双手放于腹部或两侧，以头部及两足跟为着力点，将腰部和臀部向上抬，此时椎管内压力升高，被突出椎间盘压迫的神经根可能因为受压而出现疼痛或麻木。试验阳性提示神经根受压，有充血、水肿等炎症表现。

（3）股神经牵拉试验：患者俯卧在床上，伸直大腿，在医师指导下向背侧抬高大腿，使髋关节后伸，此时可能会出现沿着股神经分布位置的放射痛。股神经牵拉试验与直腿抬高试验类似，试验阳性同样是神经根活动受限、被压迫的表现。

2. 常见影像学检查

（1）腰椎 X 线片：腰椎间盘突出一般在 X 线片上表现并不明显，尤其是比较轻的腰椎间盘突出。X 线片主要观察骨性结构，针对腰椎的椎体和附件可以得到显示，但是椎间盘在 X 线片上没有影像学表现，所以对于早期轻度的椎间盘突出，腰椎 X 线片可以没有明显的异常表现。对于比较严重的椎间盘退变并伴有椎间盘突出，在 X 线片上可见椎间隙狭窄、腰椎稳定性丧失、相应位置的骨赘等。

（2）计算机断层扫描：CT 相比于 X 线片，对于人体的软组织更加敏感，可以显现出椎间盘突出的部位、大小、形态，神经根受压情况，诊断的准确率较高。对于椎间盘突出，CT 征象主要表现为在椎体边缘以外有一群低密度的软组织影，以及后缘正中轻度的后凸，但不压迫神经根的硬膜囊，此为腰椎间盘膨出的表现，同时也可见腰椎椎管狭窄、向外突出乃至在椎管内游离的髓核。

（3）磁共振成像：MRI 是 3 种检查方式中对软组织最敏感、成像最为清晰的检查方法。在 MRI 像上可见腰椎间盘内的纤维环后部存在明显的破裂，即纤维环存在不连续表现，还可见神经根明显受压，如神经根周围出现一些高亮，表明神经根周围存在严重水肿，有时还可见髓核与神经根相互接触的表现，且神经根因受压而移位。

当影像学上出现上述表现时，提示患者存在腰椎间盘突出且椎间盘明显受压，此时患者要结合自身的具体临床症状，让医师给出诊断，并在医师的指导下采取合理的治疗措施。

五、同样是腰痛，如何鉴别腰椎间盘突出和其他腰椎疾病

1. 与肌纤维组织炎相鉴别　肌纤维组织炎主要是由于寒冷、潮湿及慢性劳损等原因引发的疾病。与腰椎间盘压迫神经根不同，肌纤维组织炎主要侵犯肌筋膜和肌肉组织，引起局部疼痛和下肢牵涉痛，引起的疼痛不像腰椎间盘突出一样按照神经走行分布。肌纤维组织炎大多会引发腰背部、颈肩部等部位的疼痛症状，而腰椎间盘突出主要引发的症状是腰部疼痛和坐骨神经痛，肌纤维组织炎也并无腰椎间盘影像学表现。

2. 与腰椎关节突关节综合征相鉴别　腰椎关节突关节综合征多为正常活动时突然发病，当腰部突然闪扭、弯腰前屈和旋转运动时小关节间隙张开，关节内负压增大，滑膜即可进入关节间隙中。如果伸屈时关节滑膜被夹于关节间隙，就会造成小关节的滑膜嵌顿或小关节半脱位。滑膜可因关节挤压而造成严重损伤。滑膜和关节囊具有丰富的感觉神经和运动神经纤维，因而引起剧烈的疼痛和反射性肌痉挛。该病直腿抬高试验时无疼痛。

3. 与腰椎结核相鉴别　腰椎结核患者通常会有全身结核中毒症状，如发热等表现，患者夜间疼痛更明显，活动受限，腰椎可能会出现后凸畸形。X线片可见椎体边缘被破坏，腰椎向后呈角畸形，CT和MRI也可见椎体被破坏，具体表现可参考第11章。

4. 与腰椎肿瘤相鉴别　腰椎或腰骶椎的肿瘤可能会导致腰痛及下肢痛，但是这种疼痛和腰椎间盘突出所致的疼痛相比，具有不随活动和姿势改变而变化的特点，而且疼痛呈持续性逐渐加重，

是肿瘤组织逐渐侵犯正常组织的表现。椎管造影和 MRI 可见占位性病变。

六、腰椎间盘突出患者应如何就诊

对于怀疑腰椎间盘突出的患者，可以去骨科或专门的脊柱外科就诊，医师通常会提出以下几个问题：①平时干什么工作？主要是哪里不舒服？不舒服多久了？②具体是哪里疼痛？有没有往别的地方"蹿"？有没有麻木或无力的情况？③以前有没有就诊？就诊时医师怎么说？以前做过的检查结果有没有带？④平时是不是久站或久坐？是不是经常弯腰负重？有没有存在咳嗽时不适加重或走不了远路的情况？结合上面的回答，医师会根据情况进行详细的体格检查与影像学检查来明确诊断，并最终得出治疗方案。

对于疑似腰椎间盘突出但不能排除其他原因的患者，医师可能会在术前进行神经根阻滞治疗，即在怀疑被压迫的神经根周围注射消炎镇痛药物，如疼痛确实由神经根受压所致，此种治疗可以在短期内缓解疼痛，也可以为下一步可能进行的手术确定具体的病变部位。

七、腰椎间盘突出如何治疗

对于症状较轻、患病时间短的患者可以选择非手术治疗。具体方案有：①卧床休息 3～4 周，适当下床活动；②以疼痛为主的患者可以考虑使用塞来昔布、布洛芬、双氯芬酸等非甾体抗炎药；③存在肌肉痉挛时可以使用肌肉松弛药，如替扎尼定；④神经水肿时可使用甘露醇。

对于腰腿疼痛严重、反复发作、经 3 个月以上非手术治疗无效、病情逐渐加重影响工作和生活的患者，以及存在神经受累症状如无力、足部下垂、大小便功能障碍、会阴麻木等情况的患者应进行手术治疗，其中大小便功能障碍及马尾综合征患者应按照急诊进行手术。

针对患者的情况不同，医师会采取不同的手术方式。

1. 腰椎间盘微创手术　常见有经皮髓核溶解术、经皮激光椎间盘减压术。经皮髓核溶解术通过将药物注入椎间盘，溶解髓核组织来治疗病变。经皮髓核溶解术通常适用于包容性的髓核突出，对于突出较大，髓核钙化、游离，伴有椎体滑脱或马尾综合征的患者均不适用。经皮激光椎间盘减压术适用于单纯的椎间盘膨出，将高能激光引导至髓核内，使髓核溶解汽化，纤维环回缩。与经皮髓核溶解术相同，该疗法不适用于突出较为严重的患者，且存在引起椎间盘炎，造成神经、血管及终板损伤的风险。

2. 脊柱内镜手术　对于腰椎间盘部分突出的患者，可以通过脊柱内镜，在内镜下完成突出部分的切除。这种手术具有创伤小、恢复快、疗效确定的特点，适用于大部分患者，目前正逐渐在全国推广。根据手术路径和穿刺部位不同，可分为经后外侧入路或经椎间孔入路、经侧方入路、经椎板的椎间盘内镜入路。

（1）经后外侧入路或经椎间孔入路：能尽可能地保护周围组织，避免了在传统手术中可能造成的脊柱不稳定和脊柱滑脱，降低了椎间盘突出的复发概率，手术快，总住院时间可能只有 2 ～ 3 天。

（2）经侧方入路：穿刺角度为 90°（经后外侧或椎间孔入路为 35°～ 60°），可直接到达椎管，直接切除巨大的和脱出的椎间盘，相比于前文提到的术式，椎间盘清理更加彻底，但在穿刺时对微创技术要求较高。

（3）经椎板的椎间盘内镜入路：该术式在棘突旁 15mm 处做皮肤小切口，具有手术视野较大、照明效果好、皮肤肌肉等软组织损伤较少、费用低等特点，术中解剖结构显露清楚，能够切除椎板、关节突、骨赘、钙化韧带、突出的椎间盘组织。从这个意义上看，很难提出绝对禁忌证，临床上通过开放手术完成的椎间盘手术均可通过此术式完成。

3. 椎板开窗切除髓核手术　通过咬除相应椎间隙上、下椎板的部分骨质，切除黄韧带，从扩大的椎间隙切除突出的椎间盘，此种方法对骨质损伤较小，对脊柱的稳定性影响小，术后恢复比较快。

4. 半椎板切除术或全椎板切除术　对于腰椎间盘突出合并明显退变，需要广泛减压的患者，此时微创手术难以达到目的，可以行半椎板切除术或全椎板切除术。半椎板切除术或全椎板切除术可以直接切除髓核，神经减压充分，疗效明显，但患者可能在术后出现腰椎不稳定，也有患者会出现新生骨质与周围软组织或神经根粘连，形成新的椎管狭窄的可能。由于切除骨质较多，影响脊柱稳定的可能性大，目前应用逐渐减少。

5. 经椎板间隙腰椎间盘切除术　该术式通过切除黄韧带显露椎间盘，手术显露充分，时间较短，椎板保存完整，对脊柱稳定性影响较小，术后发生粘连的可能性小，出血少，手术快捷，患者恢复快，是常用的手术方式。

6. 椎间融合术　对于腰椎不稳定导致椎间盘突出的患者，可以将2个或2个以上的椎体连接固定。椎间融合术可以恢复椎间隙高度，扩大椎间孔，从而解除神经压迫，但视融合的节段不同，术后患者的活动将会出现不同程度的受限。

但仅以上治疗并不完全，对于腰椎间盘突出的患者，医院内的治疗只是其治疗方案的一部分，合适的家庭护理，良好的生活习惯也可以减轻症状，帮助恢复，以免病情加重及预防复发。患者在经治疗好转后，应当尽早回归适度运动，休息时仰卧位卧床，膝关节和头下各放一枕头，日常中避免腰部反复旋转或弯腰，充分休息。饮食清淡，多吃水果、豆类及富含蛋白质的食物等，同时注意补钙。

加强腰背肌训练，可以在床上进行"小燕飞"动作，强健的腰部肌肉可以帮助稳定腰椎，从而协助固定椎间盘。对于久站或久坐的患者，应当从根源做起，改变自己的站姿或坐姿，正确的坐姿如俗话所说"站如松，坐如钟"，胸背挺直，腰部平直，且同一姿势不应保持太久，适当进行活动，缓解肌肉疲劳，预防肌肉痉挛。

如果不改正自己的不良生活习惯，即使是经过治疗已经康复的患者也有复发的可能，预防腰椎间盘突出，功夫在平时。

八、腰椎间盘突出术后患者需要做什么

患者术后应保持良好休息，促进伤口恢复，消除疼痛，预防伤口粘连，保持良好心态，积极进行复健，防止因疼痛消失而出现过分放松的心理。建议患者睡硬板床，避免久坐、剧烈活动、颠簸等可能对椎间盘造成再次损伤的危险因素。对于合并骨质疏松、高血压、糖尿病等疾病患者，应建议他们在术后继续服用药物并定期复查，对于出现的任何不适等异常情况，应及时返院复查。同时，由于腰椎间盘突出疾病自身的特殊性，功能训练亦成为患者术后康复的重要一环。

腰椎间盘突出患者术后可采取以下方法进行功能锻炼。

1. 直腿抬高训练　患者仰卧，上肢自然放松于身体两侧，双下肢尽量伸直呈一直线并交替抬高，每次应至少达到40°左右，每次应尽量持续5s。

2. 腰背肌训练　患者取仰卧位，采用5点着床法（头、双肘、双足跟着床）挺起腰臀并持续3～5s后放松，再次重复。

3. 下床训练　如无特殊意外，患者于术后第2天便可以由家属协助其下床进行功能锻炼。首次下床时应在患者自感精神状态和身体状态较好时进行。注意应佩戴腰围，侧身起床，在站立后应停留10s左右，如无头晕等不适后再继续行走。总体上应遵循由少到多、

由弱到强的原则。

九、术后几天出现疼痛正常吗

少部分患者在手术后几天内开始出现所谓的"术后反应"，表现为术前症状重现，甚至加重，也可以出现新的症状，如麻木、疼痛、酸胀无力等。椎间盘突出摘除术后在神经根周围人为地造成一个空隙，可是该空隙仅仅是短暂维持。医师关闭伤口后，该空隙会被凝血块和周围组织损伤造成的水肿所充填。随后凝血块被机化吸收，创伤造成的水肿也逐渐消退，伤痛逐渐减退，机体得到恢复。在恢复的过程中，部分患者会出现明显的症状加重过程。加重时间从术后 3～5 天开始，经过 4～6 周，甚至 3 个月才逐渐恢复。一般通过药物治疗和卧床休息都能缓解。如果疼痛难以缓解，须及时告知医师并予以处理。

参考文献

杜心如，张西峰，崔新刚，2020. 脊柱外科临床解剖学 [M]. 2 版 . 济南：山东科学技术出版社 .

冯岚，张雪梅，杨晓燕，2021. 脊柱外科护理学 [M]. 北京：科学出版社 .

赵玉沛，陈孝平，2015. 外科学 [M]. 3 版 . 北京：人民卫生出版社 .

KANNO H, AIZAWA T, HAHIMOTO K, et al, 2019. Minimally invasive discectomy for lumbar disc herniation: current concepts, surgical techniques, and outcomes[J/OL]. International Orthopaedics, 43(4): 917-922.

PHAN K, XU J, SCHULTZ K, et al, 2017. Full-endoscopic versus micro-endoscopic and open discectomy: A systematic review and meta-analysis of outcomes and complications[J/OL]. Clinical Neurology and Neurosurgery, 154:1-12.

WAGNER R, HAEFNER M. 2021. Indications and contraindications of full-endoscopic interlaminar lumbar decompression [J/OL]. World Neurosurgery, 145: 657-662.

XU J T, LI Y W, WANG B, et al, 2020. Minimum 2-year efficacy of percutaneous endoscopic lumbar discectomy versus microendoscopic discectomy: a meta analysis[J/OL]. World Neurosurgery, 138: 19-26.

第 3 章

腰椎椎管狭窄

一、什么是腰椎椎管狭窄

腰椎椎管狭窄是老年人常见的脊柱疾病。椎管是由多个脊椎的椎孔连接形成的通道,对其间的脊髓神经束起保护作用,脊髓神经束(神经根)经椎间孔出椎管分布至躯体和四肢形成周围神经,从而支配肢体的运动、感觉功能。随着年龄增长,脊柱的一些部分开始老化和退化。首先,椎间盘变得不够有弹性,椎间盘突出或脱出到后方椎管内,导致椎管狭窄。突出(或脱出)的髓核压迫周围的神经和血管,导致疼痛和不适感。同时,椎体上的黄韧带也开始增厚和变硬,增厚的韧带凸入椎管,可造成椎管狭窄(图 3-1)。腰椎椎管狭窄的典型症状是间歇性跛行,是指患者在行走一段距离后出现单侧或双侧的腰背部疼痛,下肢麻木无力,不得不停下或蹲下休息,而当患者停下或蹲下休息一段时间后症状会逐渐缓解或减轻,又可行走,但行走一段距离后症状复现。

腰椎椎管狭窄发病率随着年龄增长而增加。其发病率仅次于腰椎间盘突出,是 65 岁以上人群接受脊柱手术的最常见原因之一。

腰椎椎管狭窄包括各种形式的椎管、神经管及椎间孔的狭窄,包括软组织增生引起的椎管容积改变及硬膜囊挛缩等本身的狭窄。临床中有些病例,手术前诊断为腰椎间盘突出,术中发现并无突出的椎间盘或只有很小的突起,主要病变为椎管侧方狭窄压迫神经根,特称为侧隐窝狭窄，以区别于椎管狭窄。侧隐窝是指椎管向侧方延伸的狭窄间隙，主要发生在三叶形椎管，以第 4 腰椎和第 5 腰椎处最为典型。一般认为侧隐窝前后径＜ 3mm 为绝对狭窄，在 3 ～ 5mm 者为相对狭窄，＞ 5mm 者为正常。

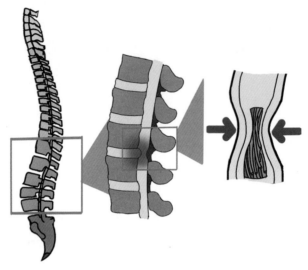

图 3-1　腰椎椎管狭窄

先天因素可造成侧隐窝狭窄，三叶形椎管侧隐窝深，前后径小，从发育上就存在着狭窄的因素。另一个促成狭窄的重要因素是退变，椎间盘退变，纤维环膨出钙化，椎体后上缘增生，从前方向后突入侧隐窝；关节突上移，峡部增生，黄韧带肥厚钙化，自后方突入侧隐窝；退变的椎体向前或向后滑脱，均可促成侧隐窝狭窄。

二、腰椎椎管狭窄时会发生什么

腰腿痛是腰椎椎管狭窄的常见症状，有时还会伴随着间歇性跛行，严重时甚至可能会出现大小便功能障碍。

1. 间歇性跛行　患者通常在行走一定距离后感到腰腿痛，但只需弯腰休息一段时间，症状就会有所减轻或消失。然而，如果继续行走，不久疼痛又会再次出现。当向后伸腰时，症状会加重，而向前弯腰时症状则会减轻。主要原因是由于腰椎椎管在已经狭窄的基础上，直立行走时脊柱要受到的压力作用更大，导致狭窄的程度加剧，进而刺激脊髓和神经。另外，行走时下肢肌肉的收缩和舒张导致椎管内相对应节段的神经根血管生理性充血，从而静脉血回流不畅及神经根受压迫，相关的微循环受阻而发生缺血性的神经根炎症，出现腰腿酸痛、下肢酸麻无力等表现。患者蹲下或休息一段时间后，脊柱的压力负荷减少，神经根受压情况得到一定程度的缓解；同时静止状态没有了肌肉的舒缩运动，脊髓和神经根淤血状态得到改善，所以患者的症状缓解。当患者再次行走时，上述情况再次发生，休息后症状又缓解，从而周而复始。

2. 腰部或下肢疼痛、麻木　疼痛是腰椎椎管狭窄的常见症状之一，大多数腰椎椎管狭窄患者都有腰痛的病史或同时伴有腰痛。这是由于椎管狭窄时，椎管内的空间变窄，从而导致脊髓和神经根受压。脊髓和神经根受压后，化学物质（包括非神经源性介质和神经源性介质）会刺激感受器，从而产生腰背部疼痛和下肢酸麻不适。这时腰痛一般比较轻微，如果卧床休息，疼痛会减轻或消失。通常，这种下腰痛是站姿依赖性的，腰部的前屈活动通常不受限，但后伸活动往往受到限制。患者在站立和腰部伸展时，会因行走而加剧疼痛。

3. 大小便功能障碍　马尾神经是由脊髓圆锥以下腰、骶神经根（$L_2 \sim S_1$）构成的，它负责控制人体鞍区、肠道、膀胱、生殖及下肢的感觉功能，当其受压时，患者可能会出现大小便失禁、性功能障碍、鞍区的运动和感觉功能减退，这一系列症状称为马尾综合征。腰椎椎管狭窄的患者，如狭窄发生在上述脊髓节段则可能出现马尾综合征的表现。如果患者出现下腰痛和下肢麻木，甚至出现大小便功能障碍，需要高度警惕这一疾病，同时这一症状也是临床上的手术指征之一，因为它严重影响患者的生活质量。

椎管狭窄患者常会出现多种症状，而体检上的体征相对较少。体格检查时，腰椎的形态大多正常，只是在后伸时会感到疼痛。直腿抬高试验可能正常或会有中度的牵拉疼痛。有少数患者可能出现下肢肌肉萎缩，跟腱反射有时会减弱或消失。

神经根受压症状是由于神经根管狭窄引起的，表现为相应的神经根受到压迫或刺激的症状和体征。有些患者可能会出现间歇性跛行，而另一些患者可能会出现持续性的放射性神经根症状，如酸痛、麻痛、胀痛和刺痛，疼痛的程度因人而异。神经根症状的部位与受压的神经根有关，表现为相应神经根分布区域的针刺感减弱、痛觉异常、肌力减弱和腱反射异常。

当腰椎椎管狭窄严重到一定程度时，可能会出现更严重的神经根受压症状，包括针刺感减弱、痛觉异常、肌力减弱及相应神经根分布区域的腱反射异常。

三、为什么会发生腰椎椎管狭窄

腰椎椎管狭窄是一种常见的腰椎问题，影响许多人的腰部健康。腰椎椎管就像是一个保护性的隧道，脊髓和神经根在其中走行。各种形式的椎管、神经管及椎间孔的狭窄，以及软组织引起的椎管容积改变及硬膜囊本身的狭窄等引起的一系列腰腿痛及一系列神经系统症状出现，称为腰椎椎管狭窄。其常见病因如下。

1. 发育性腰椎椎管狭窄　这种椎管狭窄是由先天性发育异常所致。据统计，这种类型的椎管狭窄占所有腰椎椎管狭窄的 2.6% ～ 4.7%。如果出现轻度的椎间盘退变、小关节增生、韧带发生肥厚骨化，则会导致脊髓和神经根受压，症状和疼痛程度因人而异。

2. 退变性腰椎椎管狭窄　主要是由于脊柱发生退化性病变所

致。这种变化可能包括骨刺形成，是脊柱的"棘手"问题。这些骨刺就像是在腰椎椎管中放了一堆障碍物，挡住了脊髓和神经根的道路。

3. 腰椎滑脱性腰椎椎管狭窄　由于腰椎峡部不连接或退变而发生脊椎滑脱时，因上下椎管前后移位，使椎管进一步变窄，同时脊椎滑脱，可促进退行性变，更加重椎管狭窄，进一步压迫脊髓和神经根。

4. 外伤性椎管狭窄　脊柱受外伤时，尤其是脊椎受到严重的外伤，比如骨折或脱位时，常引起腰椎椎管狭窄。就像电影中的高速碰撞场面，脊椎遭受巨大的冲击，骨骼可能断裂或错位，导致腰椎椎管狭窄的发生。

5. 医源性腰椎椎管狭窄　可能是由于手术操作失误或术后并发症所致。另外，手术后可能会出现棘间韧带和黄韧带增厚，或者植骨部位增生。特别是在后路椎板减压手术后进行局部植骨融合手术时，可能会导致腰椎椎管变窄，压迫马尾或神经根，引发腰椎椎管狭窄症状。

除了以上几种情况，还有一些其他因素也可能导致腰椎椎管狭窄。比如各种炎症，无论是特异性炎症还是非特异性炎症，椎管内或管壁上的新生物均可引起椎管狭窄。此外，一些脊柱畸形，比如老年性驼背、脊柱侧弯、强直性脊柱炎等，也可能导致腰椎椎管狭窄的发生。

四、怎么发现腰椎椎管狭窄

腰椎椎管狭窄是一种常见的脊椎问题，通常见于中、老年人，男性患者多于女性患者。主要特征是长期反复的腰腿痛和间歇性跛行，疼痛的性质可以是酸痛或灼痛，有时还会放射到大腿外侧或前方等部位。疼痛通常是双侧的，左右腿交替出现症状，而只有椎间孔或侧隐窝狭窄的患者通常报告类似单侧神经根病的症状。当站立和行走时，疼痛和跛行逐渐加重，甚至可能无法继续行走，但休息后症状会有所缓解。骑自行车通常不会受到太大影响。病情严重时，还可能出现尿急或排尿困难。部分腰椎椎管狭窄患者可能出现下肢肌肉萎缩，尤其是胫前肌和伸肌，同时还可能出现下肢感觉减退、膝或跟腱反射迟钝，直腿抬高试验阳性。

要准确诊断和治疗腰椎椎管狭窄，应根据临床表现选择适当的辅助检查方法。常用的检查方法包括正侧位及斜位 X 线片、CT、MRI 等。这些检查能够帮助医师进行精确定位、定性和定量诊断。

1. X 线检查　可以很好地评估脊椎骨的情况，包括骨质增生、退行性变、植骨等病变情况，但对于神经受压情况不够敏感。

2. 计算机断层扫描　可以提供三维立体的影像，评估神经管和椎体关系的具体情况，对于软组织和骨折情况具有高分辨率。

3. 磁共振成像　可以很好地反映神经受压的情况，对于软组织有良好的分辨率，是诊断脊柱病变最常用的非侵入性检查方法。

4. 电生理学检查　如神经传导速度测试、肌电图检查等，对神经功能的评估具有重要意义。

与腰椎间盘突出相比，腰椎椎管狭窄的特点有所不同。腰椎间盘突出通常不会出现间歇性跛行，并且在屈颈试验和直腿抬高试验中常呈阳性反应，而腰椎椎管狭窄则在屈颈试验和直腿抬高试验中呈阴性反应。此外，影像学检查如 CT、MRI 也可以明显区分腰椎椎管狭窄和腰椎间盘突出。虽然这两种疾病不同，但它们具有一定的联系，经常同时出现，这也是容易将它们混淆的原因。

长期的腰椎间盘突出，由于相应的小关节发生炎性反应、软骨磨损和骨赘增生，会导致腰椎椎管狭窄的发生。当两种疾病同时存在时，患者可能同时表现出两种疾病的症状和体征，临床诊断可能会比较困难。

与血管性间歇性跛行（如血栓闭塞性脉管炎）相比，腰椎椎管狭窄的神经性间歇性跛行具有一些不同之处，可以通过以下几个方面加以区分。

1. 足背动脉搏动　神经性间歇性跛行时，足背动脉搏动良好；而血管性间歇性跛行时，足背动脉搏动可能减弱或消失。

2. 感觉障碍　神经性间歇性跛行时，下肢可能出现节段性感觉障碍；而血管性间歇性跛行表现为袜套式感觉障碍。

3. 步行距离　神经性间歇性跛行的步行距离会随着病程的延长而逐渐缩短，而血管性间歇性跛行则没有明显的这种表现。

4. "购物车姿势"　是神经性间歇性跛行的常见姿势，患者以弯曲或弯腰的姿势行走以缓解或减轻症状。

5. 缓解方式　血管性间歇性跛行的患者通常站立休息时会有所改善，并伴有膝关节以下的症状，而神经性间歇性跛行患者通常需要坐下或俯身来缓解，并主要为膝关节以上的症状。

6. 动脉造影　在必要时，进行动脉造影检查可以帮助鉴别。神经性间歇性跛行时动脉造影示正常，而血管性间歇性跛行可以显示动脉腔狭窄的区域。

总之，腰椎椎管狭窄的诊断主要依靠患者的临床表现和辅助检查，如 X 线片、CT 和 MRI 等。间歇性跛行是腰椎椎管狭窄的典型特征之一，但并非所有患者都会出现这种症状。因此，结合其他症状和体征进行综合评估是非常重要的。除了影像学检查，还可以观察步态、姿势和活动度，并进行神经系统检查，包括测试肌力、感觉和反射等。这些信息可以与影像学检查结果相结合，以确立诊断。

五、腰椎椎管狭窄患者应如何就诊

第一步，寻找专业帮助。骨科专家拥有丰富的经验和专业知识，能为您提供最准确的诊断和治疗方案。

第二步，详细描述症状。当您见到骨科专家时，一定要详细描述您的症状，不要遗漏任何细节。告诉医师您的疼痛感觉、发生的频率和持续的时间。这些信息将有助于医师做出正确的诊断和制订治疗计划。

第三步，接受专业检查。为了更全面地了解您的腰椎情况，医师可能会要求进行一些检查。例如，X线检查、MRI或CT，这些检查能清晰地观察您的脊椎结构并有助于确诊。

一旦确诊腰椎椎管狭窄，医师将制订个性化的治疗计划。对于早期患者，首选非手术治疗，包括休息、生活习惯调整、物理治疗和药物治疗。物理治疗可以通过热敷、按摩和牵引来缓解疼痛，并且可以应用一些药物［如非甾体抗炎药（NSAID）和肌肉松弛药］来减轻不适。然而，对于严重的腰椎椎管狭窄患者，非手术治疗可能无法提供持久的缓解。在这种情况下，医师可能会建议手术治疗。手术旨在扩大腰椎椎管的空间，减轻神经压迫以改善症状。

但要警惕，当您出现大小便功能障碍、鞍区（盆骨区域）感觉异常等症状时，应立即就医。这可能意味着您的脊髓或神经根受压，这种情况需要紧急处理，以免造成更严重的后果。记住，早期发现并积极治疗腰椎椎管狭窄非常重要。不要等待疼痛加重或症状恶化，否则可能会给您的生活造成更多的困扰。及时寻求医疗帮助，并接受专业的诊断和治疗，您才能够找到最合适的解决方案，摆脱疼痛的困扰，重新拥抱健康与快乐。

六、腰椎椎管狭窄如何治疗

（一）非手术治疗

非手术治疗的方法有很多，包括药物治疗、改变活动方式和硬膜外激素封闭。然而，目前没有一种方法能够被证实为肯定有效。药物治疗包括非甾体抗炎药，除了减轻神经受压引起的炎症反应外，还可以缓解疼痛。这类药物被广泛应用，但对于治疗腰椎椎管狭窄的确切疗效尚未得到研究证实。需要注意的是，对乙酰氨基酚会对肝、肾功能产生影响，而非甾体抗炎药可能会导致胃溃疡和十二指肠溃疡，同时也会影响肝、肾功能，在使用这些药物时需要注意。进行辅助物理治疗和准备更高强度的物理治疗仍然有益，因为锻炼和物理治疗相对安全，可以延缓手术治疗的需要。锻炼可以改善患者的整体情况，即使不能缓解症状，也有助于患者更好地接受手术治疗。

　　硬膜外激素封闭治疗腰椎椎管狭窄的方法目前存在争议。一般认为，该方法在治疗神经根性疼痛方面效果不佳。Cuckler 等对一组患者进行双盲交叉对比研究，结果显示，在对照组（接受硬膜外注射生理盐水）与试验组（接受硬膜外注射激素）之间并无显著差异。Rosen 等对一组接受硬膜外激素治疗的患者进行回顾性研究，结果显示 60% 的患者在短期内疼痛症状有所减轻，但只有 25% 的患者在长期内疼痛症状得到减轻。尽管硬膜外激素封闭疗法治疗腰椎椎管狭窄可能会导致硬膜外血肿、感染和化学性脑膜炎等并发症，但在非手术治疗中仍是一种重要的治疗方法。许多研究者认为，硬膜外激素封闭治疗具有相对安全性、不良反应较小，并且患者易于接受等优点。

　　非手术治疗腰椎椎管狭窄的方法虽存在一定的局限性，但仍具有一定的临床意义。药物治疗、物理治疗、锻炼和硬膜外激素封闭等方法可以缓解疼痛、改善患者的活动能力，并延缓手术治疗时机。然而，每位患者的情况不同，治疗效果可能存在差异。因此，在选择非手术治疗方法时，应根据患者的具体情况和医师的建议进行综合评估和决策。

　　（二）手术治疗

　　手术是治疗腰椎椎管狭窄的一种选择，适用于经非手术治疗无效或复发、症状较重且影响生活和工作的患者。手术适应证包括神经症状明显且呈加重趋势，椎间盘纤维环完全破裂，导致髓核突出至椎管，以及马尾综合征患者出现会阴部麻木、大小便功能障碍等症状。

在进行手术之前，需要进行完善的术前准备工作，包括血常规、尿常规、血生化检测、凝血功能检查等化验，并进行 X 线胸片、腰椎正侧位及动力位 X 线片、腰椎 CT、腰椎 MRI、肌电图等影像学检查。术前禁食水 6h 以上，适当补液。

手术方法有以下几种。

1. 减压手术　腰椎椎管狭窄手术干预的主要目的是对被侵犯的神经结构进行减压，理论上能够缓解症状并改善功能。手术方法的具体细节因狭窄位置、受影响节段数量、相关畸形或脊柱不稳定、既往手术史和外科医师的习惯而异。实现减压的各种方法包括传统椎板切除术、双侧椎板切开术、通过单侧椎板切开术进行的双侧减压，以及不同形式的椎板成形术。

神经结构的减压通常侧重于缓解与腰椎椎管狭窄相关的腿部症状（间歇性跛行或神经根症状），而不是侧重于改善任何伴随的背痛。因此，尽管背痛确实有所改善，但腿部疼痛的改善通常更大。同时，术后的康复运动对疾病的治疗具有积极作用。有研究显示，腰椎椎管狭窄减压手术后的积极康复在改善短期和长期功能状态（包括腰痛的短期改善以及腰痛和腿痛的长期改善）方面比常规护理更有效。

2. 微创腰椎手术　是一种利用医学影像技术引导的微创手术，通过对肥大的黄韧带进行经皮减压来治疗伴有黄韧带肥大的退行性腰椎椎管狭窄。最常见的显微内镜是椎间孔镜，手术入路分为后路和侧路，具有创伤小、恢复快等优点。与传统减压手术相比，微创腰椎减压手术使用小切口，通过特殊器械在小切口下完成手术，切口大小一般为 1 ～ 2cm，可以减少手术创伤和出血、减少手术并发症发生的风险，患者术后伤口愈合快，不会留下明显的瘢痕；微创腰椎减压手术具有快速恢复的优势，一般术后患者可以立即下床行走，术后疼痛也比较轻微。同时，微创腰椎减压手术使用局部麻醉和全身麻醉相结合的麻醉方式，一般不需要气管插管，相比传统减压手术使用全身麻醉危险性更小，术后恢复更快。

3. 椎间融合术　椎间融合术是通过椎体间前、后路手术在椎体间植骨或置入 Cage（一种用于支撑和加固椎体间距的置入体）并植骨等方法，使腰椎关节之间发生骨性结合，进而重新建立和维持脊柱稳定性、纠正腰椎异常负荷的治疗方法。根据手术路径的不同，椎间融合术可分为前路椎间融合术（ALIF）、后路椎间融合术（PLIF）、经椎间孔椎间融合术（TLIF）和极外侧椎间融合术（XLIF）。这种术式治疗椎管狭窄往往应用在退行性腰椎滑脱相关的椎管狭窄、减压手术病史后狭窄复发或脊柱侧弯当中。退行性腰椎滑脱是一种退行性脊柱畸形，其中一个椎体相对于下面的椎体出现相对滑动。尽管神经弓仍完好无损，但导致中央管、侧隐窝和神经孔变窄，从而导致症状性椎管狭窄。所以，当腰椎滑脱出现椎管狭窄时，将滑脱的相关腰椎节段进行复位融合，能缓解脊髓的压迫症状。

常见的手术相关并发症包括感染、血管损伤、神经损伤、脏器损伤、腰椎不稳定和脑脊液漏等。因此，在手术后需要特别注意，并按照医师的建议进行恢复。

术后鼓励患者进行直腿抬高锻炼，以预防神经根粘连。在医师的指导下，可以在术后开始在腰围保护下进行下床活动。术后 2～3 个月可以逐渐恢复轻度工作，但术后 6 个月内应避免从事重体力活动。

手术治疗可以缓解腰椎椎管狭窄引起的疼痛和神经症状，恢复受压神经的正常功能。然而，手术治疗并非适用于所有患者，决定是否进行手术需要综合考虑患者的病情、症状严重程度、年龄、健康状况等因素。在做出决定之前，患者应与医师进行充分的讨论和详细的咨询，了解手术的风险和益处，并权衡个人的需求和期望。所以，手术是一种有效的腰椎椎管狭窄治疗方法，可以改善患者的症状，提高患者的生活质量。在手术前，需要进行充分的准备和评估，包括实验室检查和影像学检查。手术后的康复和注意事项也非常重要，患者需要遵循医师的指导和建议。

总而言之，腰椎椎管狭窄是老年人常见且经常使人衰弱的疾病。其特征是腰椎的退行性变化，导致软组织侵入神经结构周围的空间，并使患者出现神经源性跛行，在站立、行走或腰部伸展时加剧，并在前屈、坐下或平卧时缓解；还常有神经根症状，如下腰和下肢的疼痛。治疗上可采用阶梯化治疗方案，先考虑非手术治疗的方法，包括药物治疗、改变活动方式和硬膜外激素封闭等。手术治疗包括减压手术、微创减压手术、椎间融合术、棘突间隙扩张器等。患者应与医师密切合作，在手术前后保持良好的沟通和合作，以获得最佳的治疗结果。

参考文献

林上进, 杨丰建, 范永前, 2022. 老年退行性腰椎管狭窄症微创手术治疗进展 [J]. 国际骨科学杂志, 43(4): 231-235.

舒涛, 吴帝求, 沈茂, 2023. 不同微创椎管减压术在腰椎管狭窄症中的研究进展 [J/OL]. 中国修复重建外科杂志: 1-6[2023-06-30].

ARABMOTLAGH M, SEKKEI R M, VINAS-RIOS J M, et al, 2019. Klassifi kation und diagnostik der lumbalen spinalkanalstenose [Classifi cation and diagnosis of lumbar spinal stenosis]. Orthopade, 48(10):816-823.

LAI M K L, CHEUNG P W H, CHEUNG J P Y, A systematic review of developmental lumbar spinal stenosis [J]. Eur Spine J, 29(9):2173-2187.

LURIE J, TOMKINS-LANE C, 2016. Management of lumbar spinal stenosis[J]. BMJ, 352: h6234. Published 2016 Jan 4.

ZAINA F, TOMKINS-LANE C, CARRAGEE E, et al, 2016. Surgical versus non-surgical treatment for lumbar spinal stenosis[J]. Cochrane Database Syst Rev, 2016(1):CD010264. Published 2016 Jan 29.

第 4 章

腰椎滑脱

一、什么是腰椎滑脱

腰椎滑脱是一种脊椎疾病，它是指脊椎中的一个椎体向下滑动超过下面的一个椎体，如图 4-1 所示。想象一下，就好像两个相邻的积木之间的连接变弱，导致一个积木向下滑动了一段距离。退行性腰椎滑脱与峡部裂性滑脱不同，峡部裂是指整个上椎体（包括椎体和椎体后部的神经弓和椎突）相对于下椎体滑移。

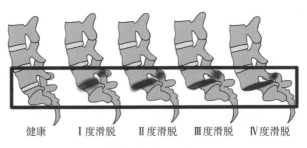

健康　　Ⅰ度滑脱　　Ⅱ度滑脱　　Ⅲ度滑脱　　Ⅳ度滑脱

图 4-1　**腰椎滑脱**

在一些先天性脊椎滑脱病例中，这种滑脱可能是由于发育不良的小关节和完整关节之间的连接问题，导致整个上椎体向前滑动，从而引起椎管狭窄，可能对马尾神经或脊神经根产生冲击。然而，这种滑脱通常发生在青少年的生长期，而不像退行性腰椎滑脱发生于 40 岁以上的患者。退行性腰椎滑脱可分为腰椎滑脱、椎管狭窄和腰椎节段性不稳定 3 种类型，因此其临床表现也多种多样。即使腰椎滑移程度微小，也会对神经弓产生压迫，因为神经弓是完整的。

椎管是脊椎内部的通道，对脊髓和神经根具有保护作用。当退行性腰椎滑脱导致椎管狭窄时，可能会对神经结构造成影响，出现下肢无力、麻木或刺痛的感觉。有时，这种压迫还可能引起大小便功能障碍。了解和识别退行性腰椎滑脱的症状至关重要，因为它可能被误解为普通的腰痛。如果您经历了与退行性腰椎滑脱相似的症状，建议咨询医师进行评估和诊断，并根据医师的建议制订个性化的治疗计划。

总而言之，腰椎滑脱是一种会导致腰痛、下肢症状和椎管狭窄的脊椎疾病。退行性滑脱通常发生在 40 岁以上的人群中，并与腰椎退行性变和脊椎结构的退化有关。

二、腰椎滑脱有哪些类型

腰椎滑脱是一种常见的脊柱疾病，主要表现为椎体之间的异常移动或错位。根据不同的原因和病理机制，脊椎滑脱可以分为多种类型，包括先天性滑脱、峡部性滑脱、退行性滑脱、创伤后滑脱、病理性滑脱和医源性滑脱。

1. 先天性滑脱 是由于峡部发育不良，无法有效支撑身体上部的重力而引起的椎体滑脱。通常与脊柱裂同时存在。峡部即椎骨后部的狭窄结构，当其发育异常时，会导致脊椎滑脱的发生。

2. 峡部性滑脱 是另一种腰椎滑脱常见类型。峡部性滑脱可分为两型：一是峡部分离，即峡部发生疲劳骨折导致椎体滑脱；二是峡部仅仅拉长但没有断裂，仍保持连续性。

3. 退行性滑脱 是一种与椎间盘退变相关的类型，主要见于中、老年人。随着年龄的增长，椎间盘逐渐退变，失去原有的弹性和支撑功能，导致椎体之间的滑脱。

4. 创伤后滑脱　是指在严重急性损伤的情况下，椎骨的钩部区域受到影响，常伴有椎弓根骨折。这种类型的滑脱通常是由剧烈外力引起的，比如交通事故或跌倒等。

5. 病理性滑脱　是继发于全身性疾病的一种腰椎滑脱类型，可能是由于全身性骨质疏松或其他疾病导致小关节面骨折或骨拉长，从而引发脊椎滑脱。

6. 医源性滑脱　多见于外科手术治疗后。这种滑脱通常是由广泛椎板及小关节的切除减压引起的。手术过程中，为了减轻压力或解决其他脊柱问题，可能需要切除部分椎板和小关节。然而，这种切除可能会导致脊椎的稳定性降低，进而引发医源性滑脱。

针对不同类型的脊椎滑脱，治疗方法也各不相同。对于先天性滑脱，早期的干预至关重要。儿童时期可以采取矫正姿势、生物力学支持或手术矫正等方法，以帮助改善峡部发育不良的问题。对于合并脊柱裂的情况，可能需要手术进行修复。峡部性滑脱的治疗取决于滑脱的严重程度和症状表现。轻度滑脱可以通过非手术治疗进行处理，如休息、物理治疗和使用支具来减轻疼痛和稳定脊柱。严重的滑脱可能需要手术干预，例如椎间融合术或脊柱融合术，以恢复脊柱的稳定性。退行性滑脱的治疗主要以缓解症状为主。这可以通过非手术治疗实现，如药物治疗、物理治疗、康复运动和针灸等。在严重病例中，可能需要考虑手术治疗，如椎间融合手术。创伤后滑脱的治疗通常需要紧急处理。这可能包括急诊手术以稳定脊柱、减轻压力或修复损伤的骨骼结构。手术后，患者通常需要进行康复治疗，以帮助恢复功能和减轻疼痛。对于病理性滑脱，治疗的重点是处理基础疾病。这可能包括针对骨质疏松的药物治疗、病理性骨折的手术治疗两个方面。非手术治疗包括疼痛管理、物理治疗、康复运动和使用支具等，以减轻症状并帮助脊柱稳定。手术治疗可能需要重新建立脊柱的稳定性，常见的方法包括脊柱融合术、椎弓根融合术或椎间盘置换术等。

无论是哪种类型的脊椎滑脱，治疗前需要进行全面的评估和诊断。医师会综合考虑患者的年龄、病情严重程度、症状表现，以及患者的整体健康状况来确定最适合的治疗方案。此外，对于腰椎滑脱的预防也非常重要。保持良好的体姿和体重、避免过度使用背部、正确的举重姿势和定期参与适度的运动都可以减少滑脱的风险。总结起来，腰椎滑脱是一种常见的脊柱疾病，根据不同的原因和病理机制可以分为多种类型。治疗方法根据滑脱的类型和严重程度而异，包括非手术治疗和手术治疗。通过早期的干预、正确的治疗选择和预防措施，我们可以更好地预防和治疗腰椎滑脱，提高生活质量。

三、为什么会发生腰椎滑脱

腰椎滑脱是一种常见的脊柱疾病，可以分为多种类型。

1. 先天性发育不全导致的滑脱 在腰椎发育时，椎体和椎弓骨化中心应该顺利发育，形成完整的腰椎结构。然而，如果椎弓的两个骨化中心没有愈合，就会导致峡部崩裂，从而引起腰椎滑脱。另外，如果椎弓根发育异常，也可能导致滑脱。

2. 创伤引起的滑脱 急性外伤或后伸性外伤可以导致腰椎骨折，进而引起腰椎滑脱。这种情况多发生在竞技运动或搬运重物时。

3. 疲劳骨折或慢性劳损导致的滑脱 站立时，下腰椎承受着巨大的负荷，会对峡部这个相对较薄弱的部位施加前移的压力，长期的反复作用会导致疲劳性骨折和慢性劳损。

4. 退变性因素引起的滑脱 长时间的不稳定或增加的压力会导致小关节退变，使得关节突变平，再加上椎间盘退变、脊柱不稳定和前韧带松弛，就会逐渐发生滑脱。在这种情况下，峡部仍保持完整，因此被称为假性滑脱，主要见于老年人。

5. 病理性骨折导致的滑脱 在病理性滑脱中，肿瘤或炎症病变累及椎弓、峡部和关节突，使得脊椎的后部结构失去稳定性。脊柱在运动时会产生剪切力，特别是在腰骶部，由于椎间隙的倾斜，剪切力尤为明显。在正常情况下，腰椎通过关节突关节、完整的椎间盘纤维环、周围韧带、背伸肌的收缩力量及正常的脊柱力线来保持彼此之间的正常位置关系。但是，如果其中任何一种或多种抗剪切力的机制减弱或丧失，就会导致腰骶部不稳定，从而产生滑脱。

通过了解不同类型的脊椎滑脱，可以更好地认识和管理这一常见的脊柱问题。及早干预、正确选择治疗方法和采取预防措施，帮助患者提高生活质量。

四、怎么发现腰椎滑脱

国内常用的是 Meyerding 分级，即将腰椎滑脱的下位椎体分为 4 等份，根据椎体相对下位椎体向前滑移的程度分为 4 度。Ⅰ度，指椎体向前滑动不超过椎体中部矢状径的 1/4 者。Ⅱ度，指椎体向前滑动超过 1/4，但不超过 2/4 者。Ⅲ度：指椎体向前滑动超过 2/4，但不超过 3/4 者。Ⅳ度：指椎体向前滑动超过椎体矢状径的 3/4 者。

辅助检查在诊断腰椎滑脱方面起着重要作用。

斜位 X 线片可清晰显示峡部病变。在椎弓崩裂时，峡部可出现一带状裂隙，称为苏格兰犬颈断裂征。动力位 X 线片可判断滑移的活动性，对判断有无腰椎不稳定价值较高。腰椎不稳定的 X 线诊断标准有过伸、过屈位 X 线片上向前或向后位移＞3mm 或终板角度变化＞15°。

腰椎滑脱的 CT 表现主要有：①双边征；②双管征；③椎间盘变形，即出现滑脱水平的纤维环变形，表现为前一椎体后下缘出现对称的软组织影，而下一椎体后下缘无椎间盘组织；④峡部裂隙，出现在椎弓根下缘平面，走行方向不定，边缘呈锯齿状。三维 CT 或矢状面多幅重建可以明确椎间孔变化及滑脱程度。

　　MRI 可观察腰椎神经根受压情况及各椎间盘退变程度，有助于确定减压和融合范围。

　　除了上述提到的常见辅助检查方法外，还有一些其他的辅助检查方法也可用于评估腰椎滑脱。①骨扫描：是一种功能性核医学检查，需要注射放射性核素，通过扫描仪观察核素的分布情况来评估骨代谢情况。在腰椎滑脱的情况下，骨扫描可以显示滑脱段的骨代谢异常，对滑脱段的活动性和滑脱程度进行评估。②动态 X 线摄影：是一种实时观察腰椎运动的检查方法。患者在摄影台上进行腰椎运动，通过连续的 X 线图像记录腰椎滑脱的活动性和程度，能够更准确地评估腰椎的稳定性。③电生理检查：电生理检查包括神经传导速度和肌电图，可以评估腰椎滑脱对神经功能的影响。这些检查可以检测神经是否受压或损伤，以及滑脱是否引起肌肉功能异常。

　　综合运用这些辅助检查方法，可以全面了解患者的腰椎滑脱情况，包括滑脱的程度、活动性、对神经功能的影响等，为制订适当的治疗方案提供依据。需要强调的是，辅助检查方法只是诊断腰椎滑脱的手段之一，最终的诊断还需要结合患者的临床症状、体格检查和其他影像学检查结果进行综合分析和判断。因此，及时就医，并由专业医师进行综合评估和诊断是非常重要的。

五、腰椎滑脱患者应如何就诊

　　腰椎滑脱是一种常见的脊柱疾病，患者出现腿部疼痛或腰部钝痛、麻木、乏力等症状时，可以在医院的骨科、急诊科或脊柱外科就诊。

　　1. 骨科　骨科医师会仔细询问患者的症状和病史，并进行体格检查。常用的辅助检查包括 CT、X 线检查和 MRI，这些检查有助于医师评估腰椎滑脱的程度和活动性。根据检查结果，医师可以制订个性化的治疗方案，包括非手术治疗或手术治疗。

2.急诊科　如果出现突然的严重症状，如双下肢无力、会阴区麻木、大小便功能障碍，需尽快前往医院的急诊科就诊或拨打120急救电话。急诊医师会立即进行初步评估和紧急处理，以确保患者的安全。根据患者的症状和病情，医师可能会进一步转诊到脊柱外科或其他相关科室进行进一步的治疗和管理。

3.脊柱外科　如果当地医院设有脊柱外科，患者可以直接前往脊柱外科就诊。脊柱外科医师是专门从事脊柱相关疾病治疗的医师，他们会进行详细的病史询问和体格检查，并结合辅助检查结果制订个性化的治疗计划。根据滑脱的程度和患者的情况，可采取非手术治疗或手术治疗来缓解症状并恢复脊柱的稳定性。

六、腰椎滑脱如何治疗

（一）非手术治疗

对于腰椎滑脱程度较轻的患者（Ⅰ度以下）可以采取非手术治疗。以下是一些常见的非手术治疗措施。①卧床休息：在发作期间，适当休息可以减轻腰部的压力和负担，促进康复。②腰背肌锻炼：进行腰部和背部肌肉的锻炼有助于增强腰背部肌肉力量，维持腰椎的稳定性，减轻腰椎的负担。可以选择适合自己的锻炼方式，如医师推荐的体操、瑜伽或物理治疗师指导的康复运动。③使用腰围或支具：腰围或支具可以提供额外的支撑和稳定性，减轻腰椎的压力，缓解疼痛和不适感。④适度有氧运动：进行适度有氧运动，如散步、游泳或骑自行车，可以帮助减轻体重和增强腰部肌肉力量，改善腰椎的稳定性。⑤避免负重活动：禁止进行增加腰部负重的活动，如长时间站立、提重物或弯腰等，以免加重腰椎的压力和损伤。⑥物理治疗：物理治疗方法如红外线照射、热疗（如热敷）可以缓解疼痛、促进血液循环和肌肉松弛。⑦药物治疗：如有疼痛等症状，可以在医师的指导下口服非甾体抗炎药（如塞来昔布、布洛芬等），以减轻疼痛和炎症反应。

总之，对于轻度的腰椎滑脱，非手术治疗是一个有效的选择。患者可以通过休息、锻炼、使用辅助器具以及结合物理治疗和药物治疗等综合措施来减轻症状，促进康复。重要的是遵循医师的建议，并定期复诊以监测病情和调整治疗方案。

（二）手术治疗

手术治疗适用于症状严重或经非手术治疗无效的患者。

1. 手术适应证

（1）Ⅰ度以下的腰椎滑脱，但出现顽固性腰背部疼痛或原有的下腰痛症状加重，经过正规的非手术治疗无效，严重影响日常生活和工作者。

（2）伴发腰椎间盘突出或腰椎椎管狭窄，出现下肢神经根性放射痛和间歇性跛行，或出现马尾神经受压症状的患者。

（3）病程长且症状逐渐加重的患者。

（4）Ⅲ度以上的严重腰椎滑脱患者。

2. 手术方式　包括开放手术（腰椎融合手术）和微创手术。

（1）神经减压术：主要目的是通过减压来缓解神经根的受压症状。这可以通过单侧或双侧椎板开窗减压来实现，如果椎板切除不可避免，还需要进行脊柱融合术。如果腰椎滑脱是由腰椎不稳定所致而无椎管狭窄的情况，只需进行腰椎融合固定而无须进行椎管减压。

（2）椎体融合术：脊柱融合的目的是实现长期的稳定性，常用的方法包括椎间融合术、后外侧融合术和椎体环周 360° 融合术等。根据手术入路的不同，椎间融合术可分为前路椎间融合术和后路椎间融合术，其中后路椎间融合术（经单侧椎间孔椎间融合术）是目前较为常见的方法。

（3）腰椎滑脱复位术：对于能够复位的患者，复位是一个重要的治疗目标，因为它可以恢复正常的腰椎和神经根的解剖位置。然而，并不主张通过手术强行完全复位，因为长期滑脱会导致周围结构发生改变，形成对抗牵拉和维持滑脱的固有应力，强行复位可能无法完全实现，并可能破坏已适应的解剖关系，导致术后神经根紧张和神经牵拉损伤等并发症。

术后指导非常重要。进行融合内固定手术治疗后，患者在术后可佩戴支具下床活动，但应避免过早进行剧烈的体力劳动。通常情况下，患者需坚持进行腰背部肌肉的功能锻炼，根据自身体力逐渐增加锻炼强度并持之以恒。

总之，手术治疗是一种有效的腰椎滑脱治疗方法，可帮助缓解症状并提高患者的生活质量。术后的康复措施和定期随访非常重要，以确保手术效果和患者的长期健康。

参考文献

刘越，姜洪丰，黄洪超，等，2021. 有关退变性腰椎滑脱治疗的争议问题 [J]. 天津医药，49(8)：883-886.

杨梦琪，张向东，寇赵渐，等，2022. 腰椎滑脱症的中医治疗进展研究 [J]. 中外医学研究，20(36)：169-172.

ALFIERI A, GAZZERI R, PRELL J, et al, 2013. The current management of lumbar spondylolisthesis [J]. J Neurosurg Sci, 57(2):103-113.

CHUNG C C, SHIMER A L, 2021. Lumbosacral spondylolysis and spondylolisthesis [J]. Clin Sports Med, 40(3): 471-490.

GARCÍA-RAMOS C L, VALENZUELA-GONZÁLEZ J, BAEZA-ÁLVAREZ V B,et al, 2020. Degenerative spondylolisthesis I: general principles. Espondilolistesis degenerativa lumbar I: principios generales[J]. Acta Ortop Mex, 34(5):324-328.

KALICHMAN L, HUNTER D J, 2008. Diagnosis and conservative management of degenerative lumbar spondylolisthesis [J]. Eur Spine J, 17(3):327-335.

第 5 章

腰椎骨质疏松

一、什么是腰椎骨质疏松

骨质疏松是一种以骨量减低、骨组织微结构损坏，导致骨脆性增加、易发生骨折为特征的全身性骨病。2001 年美国国立卫生研究院（National Institutes of Health，NIH）指出，骨质疏松是以骨强度下降和骨折风险增加为特征的骨骼疾病。骨质疏松分为原发性骨质疏松和继发性骨质疏松两大类。其中，原发性骨质疏松包括绝经后骨质疏松（Ⅰ型）、老年骨质疏松（Ⅱ型）和特发性骨质疏松（包括青少年型）。而继发性骨质疏松则是由任何影响骨代谢疾病和（或）药物及其他明确病因导致的骨质疏松。

腰椎骨质疏松是骨质疏松的一种类型，特指脊椎骨中的腰椎骨出现骨量减少和骨质变薄的情况。在腰椎骨质疏松中，腰椎骨的骨量减少，骨质变得疏松，骨组织中的微观结构变化，包括骨小梁稀疏和骨小梁间隙增大（图 5-1）。这使得脊椎骨变得非常脆弱，极易发生骨折。腰椎骨质疏松的发生可以影响腰椎的结构和功能，引起腰背部疼痛、身高缩短、弯曲畸形（如驼背）等症状，对患者的生活造成严重危害。

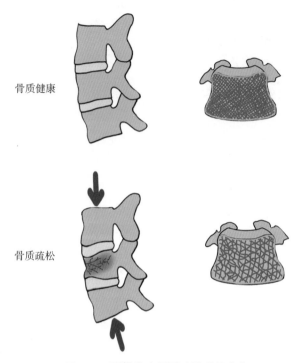

骨质健康

骨质疏松

图 5-1　腰椎发生骨质疏松后的变化

二、腰椎骨质疏松时会发生什么

当腰椎骨发生骨质疏松时，大部分患者会表现出一些症状，具体如下。

1. 椎体压缩骨折　骨质疏松会导致脊柱椎体骨密度和骨质量下降，骨强度减低，椎体在轻微外伤甚至无明显外伤的情况下即可发生压缩骨折，称为骨质疏松性椎体压缩骨折。椎体压缩骨折在骨质疏松患者中较为常见，其发生率可达 17.2% 左右。该骨折好发于胸腰椎移行处，在腰椎中以 L_1 椎体最为常见，患者在发生腰椎骨质疏松性椎体压缩骨折后可出现腰背部疼痛、身高缩短及腰椎后凸畸形等症状，但出现脊髓损伤的情况罕见，因此一般不会有下肢感觉异常、肌力减退及反射改变等神经损害表现。

2.疼痛 腰椎骨质疏松后，破骨细胞的细胞活性会超过成骨细胞，导致患者骨量逐渐下降，局部骨受力相应增加。此时患者表现为腰部疼痛，活动量增大时会加重疼痛症状。年龄＞50岁的患者，尤其是女性绝经期后，出现无其他诱因的腰部疼痛症状，则需及时排除骨质疏松的可能。

3.脊柱畸形 腰椎骨质疏松患者可能发生椎体塌陷、变形，腰椎生理曲度变直、反弓，具体表现为外观畸形，即脊柱畸形，例如驼背、身高缩短等。

4.局部活动受限 腰椎骨质疏松会导致患者活动受限，由于骨质疏松带来的疼痛，会使患者在进行弯腰、伸腰或扭转等动作时受阻。

5.其他症状 骨质疏松可能导致四肢、腰部肌肉抽动，即抽筋。此外，骨质疏松患者由于外力创伤及负重等原因出现骨折的概率大大增加，此类骨折好发于富含骨松质的区域（如胸腰椎、髋部及足踝等处）。如果发生骨质疏松性椎体压缩骨折，除出现较为严重的疼痛症状外，患者还可能会出现身体局部力线改变的情况，从而对消化道功能产生影响，具体表现为食欲缺乏、便秘等症状。

三、为什么会发生腰椎骨质疏松

骨质疏松发生的原因多种多样，具体病因可以归纳为以下几个方面。

1.年龄因素 随着年龄的增长，骨骼会逐渐失去骨质，并且骨组织的再生速度变慢。这导致骨密度减少，使骨骼更容易受到损伤。

2.不健康的生活习惯 一些生活方式因素可能增加患骨质疏松的风险。这包括缺乏体育锻炼、饮食不良（如钙和维生素D缺乏）、长期过度饮酒、吸烟，以及长期处于卧床或不活动的状态。

3.激素　某些激素水平的改变可能与骨质疏松的发生相关。例如，女性在更年期时，由于雌激素水平下降，骨密度可能会减少。

4.遗传因素　遗传因素在骨质疏松的发生中起到一定的作用。有研究表明遗传因素决定着个体的峰值骨量，因此，有些人可能会因遗传因素而表现为峰值骨量较低，从而具有在遗传学上更易患骨质疏松的倾向。

5.药物　一些药物可能增加患骨质疏松的风险。例如，长期使用糖皮质激素等药物者，可能更容易患骨质疏松。

6.其他　一些原发性疾病的发生会对骨的代谢产生影响，从而使患者易患骨质疏松。

（1）内分泌疾病：糖尿病（1型/2型）、甲状旁腺功能亢进症、库欣综合征（Cushing syndrome）、性腺功能减退症、甲状腺功能亢进症、垂体泌乳素瘤、腺垂体功能减退症等。

（2）结缔组织疾病：系统性红斑狼疮、类风湿关节炎、干燥综合征、皮肌炎、混合性结缔组织病等。

（3）慢性肾病：多种慢性肾病导致肾性骨营养不良。

（4）胃肠道疾病和营养性疾病：吸收不良综合征、胃肠大部切除术后、慢性胰腺疾病、慢性肝病、营养不良、长期静脉营养支持治疗等。

（5）血液系统疾病：白血病、淋巴瘤、多发性骨髓瘤、戈谢病和骨髓增生异常综合征等。

（6）神经肌肉系统疾病：各种原因所致的偏瘫、截瘫、运动功能障碍、肌营养不良和肌强直综合征等。

（7）长期制动：如长期卧床或太空旅行等情况。

（8）器官移植术后：术前存在的骨代谢性疾病和术后大量应用免疫抑制药是实体器官移植患者发生骨质疏松的主要原因。

四、怎么发现腰椎骨质疏松

对于腰椎骨质疏松，通常需要进行一些检查和评估才能确诊。以下是一些常用的腰椎骨质疏松评估方法。

1. 病史及体格检查　医师会询问患者病史、家族史及可能的症状，如果出现以下情况，则提示腰椎骨质疏松的可能：①老年人，尤其是绝经后女性和 60 岁以上男性患者；②出现不明原因的全身慢性疼痛；③通常在轻微活动后即出现明显的腰背部疼痛；④通常有腰背部附近的压痛、叩击痛，伴有胸椎和（或）腰椎后凸畸形，胸腰部活动受限等症状或体征。

2. 骨密度检查　双能 X 射线吸收法（dualenergy X-ray absorp-tiometry，DXA）是目前国际公认的骨密度检查金标准。该技术采用低剂量的 X 线通过不同组织（骨骼或软组织）后的能量差异来区别不同结构的穿透性（密度）；65 岁以上的妇女由于处于绝经期，建议每 2 年进行一次常规 DXA 检查以了解骨量的变化。另外，在行 DXA 检查前，还需做好以下准备：①在检查前的 24h 内不能服用钙片；②检查时穿宽松、舒适的衣服（尽量不要有金属拉链、皮带或纽扣），检查前取出钥匙、钱包等金属物件；③如果近期做过钡剂或造影剂加强的检查，则需要 2 周后再进行 DXA 检查；④妊娠期妇女不建议做 DXA 检查。

3. 定量计算机断层扫描　定量 CT（quantitative computed tomography，QCT）是利用临床 CT 检查的数据，采用 QCT 技术进行骨密度和脂肪测量和分析的方法。目前临床上使用的 QCT 多是特指基于 CT 图像采用定量的方法进行骨密度测量的技术，近年来又发展到测量图像脂肪面积和肝脂肪含量等领域。QCT 测量的是真正的体积骨密度，能更敏感地反映骨质疏松的骨密度变化。与 DXA 所表现的面积骨密度相比，QCT 骨密度测量不受脊柱增生退变和血管钙化等因素的影响，可以避免上述因素影响造成的平面投影骨密度测量技术的假阳性结果。在进行 QCT 检查时，脊柱骨密度测量可以和胸部、腹部或脊柱 CT 同步进行，从而减少辐射暴露。QCT 骨质疏松诊断标准为：腰椎骨密度 > 120mg/cm³ 为正常，80 ~ 120mg/cm³ 为低骨量，< 80mg/cm³ 为骨质疏松。

4. 骨代谢生化标志物　除以上检查外，对于腰椎骨质疏松的诊断，还可通过一些骨代谢生化标志物的测定来实现。主要包括以下内容：①一般生化标志物（如血钙、血磷等）；②人体骨代谢相关调控物质（如维生素 D、甲状旁腺激素等）；③骨转换标志物，包括骨形成标志物和骨吸收标志物。骨转换标志物是在骨重塑不同阶段由成骨细胞、破骨细胞产生或释放的蛋白质或其基质产物。该成分均可通过血液样本进行检测，并依据其在血液中的含量对患者骨质疏松情况进行辅助判断。

5. 影像学检查　影像学检查虽无法直观表现患者是否患有腰椎骨质疏松，但对腰椎骨质疏松所引起的脆性骨折具有重要的诊断价值。

（1）X 线检查：可确定脆性骨折的部位、类型、移位方向和程度，对骨折诊断及治疗具有重要的价值。

（2）计算机断层扫描：判断骨折程度及粉碎情况、椎体压缩程度，椎体周壁是否完整及椎管内的压迫情况。

（3）磁共振成像：鉴别骨折是否愈合、判断疼痛责任椎体，发现隐匿性骨折，对鉴别诊断具有重要意义。

（4）骨显像：适用于无法行 MRI 检查或排除肿瘤骨转移、感染等患者。

五、腰椎骨质疏松患者应如何就诊

当怀疑患有腰椎骨质疏松时，建议按照以下步骤进行就诊。

1. 寻找专业医师　首先，寻找治疗骨质疏松的医师进行就诊。

可以选择骨科医师、内科医师或骨质疏松专科医师。确保选择的医师具有丰富的临床经验和相关的专业知识。

2. 预约就诊　按预约时间前往医师所在的诊所或医院就诊。如果可能的话，可以提前准备好相关的医疗记录（比如与本病或本次就诊相关的既往病历等）和检查结果，以便医师进行综合评估。

3. 病史访谈　就诊时，医师会与您进行病史访谈，询问有关症状、疼痛程度、发病时间、家族史及其他相关信息。提供准确和详细的信息对于确诊和治疗非常重要。

4. 体格检查　在就诊过程中医师需要进行相应的体格检查，包括检查脊柱的曲度、骨骼的敏感性等。这有助于医师评估骨质疏松的可能性及相关的症状。

5. 诊断测试　根据情况，医师可能会建议患者进行一些诊断测试。常见的测试包括骨密度测量（DXA 扫描）和 X 线检查。这些测试有助于确定骨质疏松的程度和骨折的风险。除此之外，随着医学影像技术及检验技术的发展，医师可能还会对患者进行 QCT、骨代谢生化标志物等的检测，从而对患者骨质疏松情况进行进一步的精确评估，以为后续治疗提供指导。

6. 医学建议和治疗计划　根据评估结果，医师将为患者提供个性化的医学建议和制订个性化的精准治疗计划。这可能包括药物治疗、饮食和营养建议、锻炼指导等。医师还可能提供关于骨质疏松性骨折的风险管理、预防措施和生活方式的建议。

六、腰椎骨质疏松应如何治疗

腰椎骨质疏松的总体治疗目标是减缓骨质疏松进程、预防骨质疏松性骨折的发生、缓解骨质疏松所致的疼痛和功能障碍，提高患者的生活质量。以下是一些常见的治疗方法。

1. 生活方式改变　改变生活方式和饮食习惯可以有效帮助患者

减缓骨质疏松的进程，预防骨质疏松性骨折的发生。主要包括以下内容。

（1）饮食情况：增加钙和维生素 D 的摄入量，可以通过食物（包括牛奶、鱼虾、豆制品、动物肝等）或补充剂来实现。

（2）体育锻炼：进行适当的体育锻炼，如负重运动、有氧运动和抗阻力训练，可以促进骨骼强度和稳定性。切记，需根据个体情况制订合理的体育锻炼方案，如果锻炼强度过大造成运动相关损伤，反而适得其反。

（3）戒烟限酒。

2. **药物治疗**　对于腰椎骨质疏松，医师可能会对具有以下情况的患者建议使用抗骨质疏松药治疗：①发生椎体或髋部脆性骨折者（脆性骨折是指受到轻微创伤或日常活动中即发生的骨折）；②腰椎、股骨颈、全髋部或桡骨远端 1/3 的双能 X 射线吸收法（DXA）骨密度的 T 值 ≤ –2.5 者，无论是否有过骨质疏松性骨折；③发生过某些部位的脆性骨折，如肱骨上段、前臂远端或骨盆等，或者是经专科医师评估具有高骨折风险的骨量低下者（–2.5 ＜ T 值 ＜ –1.0）。

常用的抗骨质疏松药包括以下几种。

（1）双膦酸盐类药物：为抑制骨吸收药物。其具有抑制骨骼分解、减慢骨质疏松进程的作用，是目前治疗骨质疏松的一线推荐用药。然而，长期使用该药物可能会增加如下颌骨坏死或非典型股骨骨折等罕见不良反应的风险。目前，专家建议静脉注射双膦酸盐类药物的疗程一般为 3 年，口服双膦酸盐类药物的疗程一般为 5 年。疗程结束后，需要找专科医师对骨折风险进行再评估，共同讨论下一步的治疗方案。

（2）雌激素类药物：此类药物在骨骼与雌激素受体结合，发挥类雌激素的作用，抑制骨吸收，增加骨密度，降低椎体骨折发生的风险；而在乳腺和子宫则发挥拮抗雌激素的作用，因而不刺激乳腺和子宫。该类药物主要适用于更年期妇女，可以帮助维持骨密度。

（3）钙和维生素 D 补充剂：为抗骨质疏松的基础治疗药物，用于增加钙和维生素 D 的摄入，促进骨骼健康。钙和维生素 D 补充剂可以与抑制骨吸收药或促进骨形成药联合使用。

（4）特立帕肽：是当前促进骨形成的代表性药物，通过增加成骨细胞活性及数量促进新骨形成，提高骨强度。2 年的治疗疗程可有效降低椎体和非脊柱骨折风险，改善腰背痛，提高行动能力，安全性良好。然而，长期使用该药会过度激活破骨细胞活性，进而促进骨破坏。因此，该药物终身治疗累计疗程建议不超过 2 年。

（5）地舒单抗：该药是目前唯一上市的 RANKL 抑制剂。其通过抑制破骨细胞生成、破骨细胞功能及存活时间，减少骨吸收，从而增加骨量及骨强度。该药物是国际上抗骨质疏松的一线药物，每 6 个月皮下注射给药 1 次，一般疗程为连续治疗 5 ～ 10 年，疗程结束后也需要专科医师对骨折风险进行再评估。

（6）中药：按照"循证为主、共识为辅、经验为鉴"的原则，国家食品药品监督管理总局批准具有治疗骨质疏松、改善本病临床证候、有效成分较明确的中成药主要有人工虎骨粉等；复方中成药主要有仙灵骨葆胶囊、骨疏康等，临床上医师可根据中医辨证施治的原则推荐患者使用。

3. 骨质疏松性骨折的治疗　如果发生腰椎骨质疏松性骨折，可能需要进行特殊的治疗。这可能包括应用镇痛药物、康复治疗、脊柱支撑装置（如背带或背夹）、手术治疗等，以减轻疼痛、促进康复和骨折愈合。

4. 骨密度监测和随访　通过定期进行骨密度测量以监测骨质疏松的进展情况，并根据监测情况进行治疗计划的调整。

5. 中医外治　除上述治疗外，还可以辅助一些简便、安全、有效的中医外治方法，既可通络止痛，又可强筋健骨。

（1）针灸疗法：治疗原则包括补肾健脾、养骨生髓、温经通络、祛瘀止痛等，可采用针刺、电针、艾灸、温针灸、热敏灸等方法，临床主要选用肾经、膀胱经、脾经、胃经及任督二脉等，常用穴位如足三里、肾俞、三阴交、脾俞、肝俞、中脘、神阙、关元等。

（2）中药外治法：主要针对腰背部或其他部位疼痛，中药热敷、溻渍、熏蒸和穴位贴敷等传统外治法有补肾填精、益气健脾、活血通络、强筋壮骨之功，可有效缓解疼痛，改善运动功能。

七、腰椎骨质疏松性骨折如何治疗

腰椎骨质疏松性骨折作为骨质疏松常见且严重的并发症，其发生会给患者的生活带来严重的负面影响。因此，了解其治疗方法非常有必要。骨质疏松性椎体压缩骨折的治疗方法取决于骨折的类型和严重程度。

1. 非手术治疗　对于非严重的腰椎骨质疏松性骨折，非手术治疗可能是一个选择。

（1）休息和活动限制：限制活动，减少压力和应力对骨折部位的影响。

（2）疼痛管理：使用镇痛药物以缓解疼痛。非处方药物如非甾体抗炎药（NSAID）可以减轻疼痛和炎症。

（3）背带或背夹：这些装置可以提供支撑和稳定，有助于减轻疼痛并促进骨折愈合。

（4）康复治疗：进行物理治疗和康复练习，包括姿势调整、强化脊柱支撑肌肉、改善平衡和姿势控制等。

2. 手术治疗　对于严重的腰椎骨质疏松性骨折或非手术治疗无效的患者，可能需要手术治疗。手术的目标是稳定脊柱、减轻疼痛和恢复功能，使患者早期活动。

（1）微创手术治疗：椎体强化手术，主要包括椎体成形术（percutaneous vertebroplasty，PVP）和经皮球囊扩张椎体后凸成形术（percutaneous kyphoplasty，PKP），是目前最常用的微创手术治疗方法，通过经皮向骨折椎体注射骨水泥，能够迅速缓解疼痛，增强病椎的强度和刚度，防止椎体进一步塌陷和畸形，而且没有传统开放手术内固定带来的手术创伤和远期可能出现的内固定失败（图 5-2）。PKP 还可通过球囊扩张使压缩骨折得到一定程度的复位，球囊取出后在椎体内形成的空腔有利于骨水泥低压力注入，有效降低骨水泥渗漏率（具体内容详见第 17 章）。

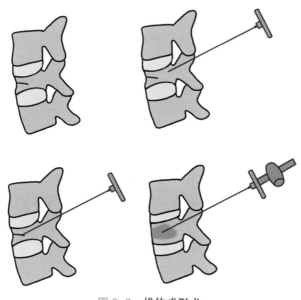

图 5-2　**椎体成形术**

　　（2）开放手术治疗：对于伴有脊髓及神经压迫症状和体征、严重后凸畸形需行截骨矫形手术，以及不适合行微创手术的不稳定椎体骨折患者，可考虑行开放手术治疗。主要是通过在椎弓根部位置入螺钉和钛棒，从而重新稳定脊柱。

　　另外，对于骨质疏松性椎体骨折，除了对椎体骨折的处理，切莫忘记抗骨质疏松治疗，抗骨质疏松治疗应贯穿于整个治疗过程。

八、怎么预防腰椎骨质疏松性骨折

预防腰椎骨质疏松性骨折的关键在于维护骨骼健康和预防骨质疏松进展。具体预防措施如下。

1. 健康饮食　保持均衡的饮食对于骨骼健康至关重要。确保摄入足够的钙和维生素 D 是预防骨质疏松的关键。食物如乳制品、绿叶蔬菜、鱼类、豆类和坚果富含钙和维生素 D。

2. 营养补充　如果无法从食物中获得足够的钙和维生素 D，可以考虑补充剂。但在服用补充剂之前，最好咨询医师或营养师的建议。

3. 体育锻炼　进行适当的体育锻炼对于骨骼健康至关重要。有氧运动、负重运动和抗阻力训练可以增加骨骼负荷，刺激骨细胞生长和骨密度增加。常见的锻炼包括步行、跑步、跳绳、举重、舞蹈等。

4. 避免不良习惯　戒烟和限制酒精摄入可以降低骨质疏松的风险。吸烟和过量饮酒都会对骨骼健康产生负面影响。

5. 定期骨密度检查　特定年龄段的人群，尤其是女性在更年期后，应定期进行骨密度检查。这有助于监测骨质疏松的进展并采取适当的预防措施。

6. 注意安全　避免跌倒和意外受伤，特别是在年长或存在其他健康问题的情况下。使用防滑垫、手杖或助行器等辅助工具，并确保家居环境安全。

7. 咨询医师　如果您有骨质疏松家族史或其他骨质疏松的风险因素，或者有此方面的疑虑，建议咨询医师进行评估和指导。

参考文献

高向明，周明旺，王晓萍，等，2023. 近 10 余年中医药治疗骨质疏松的回顾性分析 [J]. 中国骨质疏松杂志，29(5)：724-728+738.

郭洲岐，王武，2023. 骨质疏松性椎体压缩骨折微创手术治疗研究进展 [J]. 中国骨与关节损伤杂志，38(5)：551-554.

ANTHAMATTEN A, PARISH A, 2019. Clinical update on osteoporosis[J]. J Midwifery Womens Health, 64(3): 265-275.

ASPRAY T J, HILL T R, 2019. Osteoporosis and the ageing skeleton[J]. Subcell Biochem, 91: 453-476.

LORENTZON M, 2019. Treating osteoporosis to prevent fractures: current concepts and future developments[J]. J Intern Med, 285(4): 381-394.

PARVEEN B, PARVEEN A, VOHORA D, 2019. Biomarkers of osteoporosis: an update[J]. Endocr Metab Immune Disord Drug Targets, 19(7):895-912.

SRIVASTAVA M, DEAL C, 2002. Osteoporosis in elderly: prevention and treatment[J]. Clin Geriatr Med, 18(3): 529-555.

第6章

腰椎骨折

一、什么是腰椎骨折

腰椎骨折是指腰椎骨骼的断裂或破裂。腰椎是位于腰部的椎骨，通常由 5 个相邻的椎骨（$L_1 \sim L_5$）组成。腰椎骨折可能是由外部创伤（如跌倒、交通事故或运动损伤）或内部因素（如骨质疏松或肿瘤）引起。腰椎骨折可能会导致疼痛、稳定性减弱、运动功能受限及神经损伤等问题。严重的腰椎骨折可能会对脊髓和神经根造成损害，导致肢体瘫痪、感觉丧失以及膀胱和直肠功能障碍，给患者的生活甚至生命健康带来很大的负面影响。腰椎骨折的治疗方法取决于骨折的类型和严重程度，包括非手术治疗（如休息、疼痛管理和康复练习）或手术治疗（如椎体固定或椎体替换）两大类治疗方式。

二、腰椎骨折时会发生什么

腰椎骨折可能引起一系列的症状和体征，具体情况取决于骨折的类型、严重程度和骨折部位。以下是腰椎骨折可能出现的一些常见症状和体征。

1. 疼痛　腰椎骨折通常伴有剧烈的腰背部疼痛，疼痛可能在运动或压力下加剧，并且损伤部位明显肿胀，同时还可能伴有腰背部肌肉变硬，甚至抽筋的感觉。

2. 稳定性减弱　严重的腰椎骨折可能导致脊柱稳定性减弱，腰部运动受限。这可能导致身体姿势改变和不稳定感。

3. 合并腹部损伤　外伤所致腰椎骨折常合并腹部损伤，倘若导致腹膜后血肿，患者可出现腹痛、腹胀、肠鸣音减弱，腹部压痛或反跳痛；倘若出现腹部重要脏器损伤，严重者可出现休克症状。

4. 运动功能受限　腰椎骨折可能使腰部和下肢的运动功能受限，影响日常活动、行走、弯腰和转身等活动能力，出现翻身困难、不能站立和行走。

5. 神经损伤　腰椎骨折有时可能会对脊髓和神经根造成压迫或损伤。这可能导致肢体瘫痪、感觉丧失、麻木、大小便失禁等神经功能障碍。

6. 心理影响　腰椎骨折可能对患者的心理健康产生负面影响，包括焦虑、抑郁和社交障碍等。

三、为什么会发生腰椎骨折

腰椎骨折通常与外部创伤或内部因素有关。腰椎骨折的常见原因和风险因素如下。

1. 外部创伤　腰椎骨折最常见的原因是外部创伤，如高速车祸、跌倒、运动损伤或直接的暴力撞击。这种类型的骨折通常是由于强大的力量作用于腰部而导致椎骨断裂或破裂。

2. 骨质疏松　骨质疏松是骨组织丢失和骨密度减少的状况，使骨骼变得脆弱和易碎。当骨质疏松发生在腰椎区域时，即使在较小的压力下也可能导致腰椎骨折。女性在更年期后、老年人和长期使用类固醇药物的人群更容易患有骨质疏松。

3. 肿瘤　骨质破坏性肿瘤（如骨转移瘤）可以引起腰椎骨折。肿瘤生长和骨骼进一步破坏可能会削弱脊柱的稳定性，导致骨折发生。

4. 脊柱畸形　某些脊柱畸形（如脊柱侧弯或后凸畸形）可以增加腰椎骨折的风险。这些畸形可能导致脊柱不正常的负荷分布，增加椎骨受伤的风险。

5. 骨质疾病　除骨质疏松外，其他骨质疾病如骨软化症或骨发育不良也可能导致腰椎骨折的发生。

6. 年龄因素　随着年龄的增长，骨骼逐渐失去强度和弹性，因此老年人相较年轻人更容易发生腰椎骨折。

7. 其他因素　其他因素如疾病、遗传因素、饮食不良、缺乏运动和不良生活习惯等也可能增加腰椎骨折的风险。

四、怎么发现腰椎骨折

发现及确诊腰椎骨折，通常需要进行以下诊断和检查。

1. 症状评估　医师会询问您的症状和病史，包括是否有腰部疼痛、受伤经历、运动功能受限或神经功能障碍等情况。

2. 体格检查　医师会进行体格检查，包括观察腰部及局部皮肤的外观、检查运动范围和力量，以及评估神经功能，例如检查感觉和反射。

3. 影像学检查

（1）X线检查：X线片能够显示骨折的位置、类型和严重程度。它是最常用的初步筛查工具。

（2）计算机断层扫描：CT可以提供更详细的图像，包括骨折的形状、方向和周围结构的损伤情况，从而全面了解椎体、椎弓和关节突的损伤，以及椎管容积的改变。

（3）磁共振成像（MRI）：MRI可以提供更清晰的软组织图像，对于评估脊髓、神经根和周围软组织的损伤情况非常有帮助。

（4）骨密度测量：如果怀疑骨质疏松是骨折的原因，医师可能会进行骨密度测量（QCT或DXA扫描），以评估骨质疏松的程度。

五、腰椎骨折患者应如何就诊

当怀疑腰椎骨折时应尽快就诊，以寻求专业的医疗帮助。

1. 寻求紧急医疗援助　如果您怀疑自己或他人患有腰椎骨折，并且症状严重（如剧烈疼痛、运动受限、神经功能障碍），应立即拨打紧急电话（如急救电话）或前往急诊室进行就诊。

2. 就诊专科医师　一旦病情稳定下来，可以预约并就诊骨科医师或脊柱外科专家。他们具有诊断和治疗骨折的专业知识和经验。

3. 病史和症状描述　在就诊时，与医师分享您的病史，详细描述症状及受伤经过。这些信息对于准确诊断和制订治疗计划非常重要。

4. 进行必要的检查　医师可能会根据症状和临床判断决定进行适当的检查，如 X 线检查、CT、MRI 或骨密度测量等。这些检查有助于确定骨折的位置、类型和严重程度，并评估是否有其他相关损伤。

5. 诊断和治疗计划　基于您的症状和检查结果，医师将做出准确的诊断，并制订相应的治疗计划。这可能包括非手术治疗（如休息、药物治疗、物理治疗）或手术治疗（如置入脊柱置入物或手术固定并修复）。

六、腰椎骨折如何治疗

腰椎骨折多为外部重大创伤所致，常合并有其他严重多发伤，抢救时应优先治疗其他损伤，以挽救伤员生命为主。如合并脊髓损伤应尽早治疗，进行脊髓减压并稳定脊柱，积极预防各种并发症。腰椎骨折的治疗方法取决于骨折的类型、严重程度以及您的症状和整体健康状况。以下是一些常见的治疗选项。

1. 非手术治疗

（1）休息和限制活动：对于较轻的骨折，医师可能建议您卧床休息并限制活动，以便骨折能够愈合。其间可能需要使用支撑装置（如腰围）来稳定脊柱，并避免承受过多的压力。另外，在卧床期间需防治肺部感染，及时排痰以保持呼吸道畅通。保持皮肤清洁，按时翻身，身体易受压部位下放气垫以预防压疮，皮肤有溃疡形成者可用压疮贴膜，进行下肢功能锻炼以避免静脉血栓。卧床期间为避免泌尿系统感染，必要时可使用抗生素治疗。

（2）疼痛管理：医师可能会根据您的症状以及骨折具体情况建议您服用镇痛药或非处方药来缓解骨折所造成的疼痛和不适感。由于个体差异大，用药不存在绝对的最好、最快、最有效方案，除常用非处方药外，应在医师指导下充分结合个人情况选择最合适的药物。可口服消炎镇痛药物以缓解疼痛，骨质疏松者应采取抗骨质疏松药治疗。请务必遵循医师的建议和用药指导。

（3）中医治疗：在严格卧床非手术治疗的同时，您可以尝试做一些中医的物理治疗以及重要的冲击波治疗、小针刀治疗。另外，还可外用一些活血化瘀、止痛的膏药和中药熏蒸等方法来促进骨折愈合。

2. 手术治疗　对于临床评估为不稳定性骨折或合并神经损伤者，应尽早采取手术治疗，以解除脊髓或神经压迫，矫正畸形并恢复脊柱稳定性，避免进一步损伤。另外，对于高龄患者，如无明确的手术禁忌，为避免长期卧床并发症，亦应积极行手术治疗。手术目标是通过置入螺钉、钢板或其他置入物来稳定骨折部位，促进骨折愈合和脊柱稳定。主要包括以下几种手术方式。

（1）椎体成形术（详见第17章）：主要适用于经非手术治疗无效的老年人腰椎骨质疏松性压缩骨折。另外，对于一些椎体肿瘤所致的腰椎骨折，如治疗目的为缓解疼痛等姑息性治疗，则椎体成形术亦可取得较好的治疗效果。

（2）切开复位＋椎弓根钉－棒内固定：多用于高能量外伤患者，主要有以下几种内固定方式。

1）后路椎弓根螺钉内固定术：后路手术是治疗胸腰椎骨折的传统术式。后路短节段椎弓根螺钉已经广泛应用，但内固定失效及后凸畸形纠正丢失的问题一直没有得到很好解决。

2）经椎弓根椎体内植骨内固定术：后外侧植骨融合联合椎弓根椎体内植骨在胸腰椎骨折的治疗中已越来越受到人们的关注。在预防内固定失败方面与单纯后外侧植骨相比具有明显的优势。

3）前路单椎间隙内固定术：此类术式减少内固定对更多椎体活动度的伤害，也避免结扎骨折的椎体节段血管，从而减少对脊髓血供的影响。

4）前路植骨＋后路单侧椎弓根螺钉内固定术：能有效提高胸腰椎骨折椎体的刚度和稳定性，且在恢复胸腰椎的刚度和稳定性以及应力分布方面优于单纯后路椎弓根螺钉内固定术及前路植骨固定术。

另外，在行切开复位内固定术后患者可能会出现以下并发症。

1）术后脑脊液漏：手术后如出现头痛、头晕、恶心、呕吐或出现引流量明显较多并呈淡血性，或切口有较多的淡血性渗出，应考虑有脑脊液漏的可能。此时应采取头低足高位，依据术中发现的破裂口位置采取相应的卧位。同时一旦发现有脑脊液漏，应尽早拔除引流管或夹管观察，采取相应的处理措施并行补液支持治疗。

2）压疮、肺系或泌尿系感染：患者术后大部分时间卧床，身体虚弱，较易出现各种感染及压疮，如不重视，常波及生命。因此，必须加强术后循证护理，同时鼓励患者早期下床活动，积极进行功能锻炼，尤其是老年患者，早期下床活动有利于其恢复。

3）术后椎弓根螺钉断裂：绝大多数椎弓根螺钉断裂是由于多种因素综合作用的结果，极少是单一因素，故术前应充分考虑脊柱损伤分型及稳定程度，严格掌握手术适应证，选择设计合理的椎弓根螺钉系统，术中规范操作，根据其具体情况进行有效减压植骨融合，重建骨折椎体前、中柱稳定性。术后常规佩戴支具 1 个月，适时取出内固定是防止椎弓根螺钉断裂的有效方法。同时发现断钉也不像四肢长管状骨折钢板断裂需反复手术解决骨折不愈合问题，其大多已经融合，只需解决因断钉造成的局部疼痛问题，取出断裂的内固定物即可。

除了上述治疗方法，康复治疗也是腰椎骨折治疗的重要组成部分。康复治疗旨在帮助您恢复脊柱功能、增加肌肉力量和灵活性，并减少疼痛和不适感。康复治疗包括按摩、牵引、体位调整、运动训练和康复练习等。

七、腰椎骨折术后应如何进行功能锻炼

腰椎骨折术后功能锻炼可分为 3 个阶段。

1. 第 1 阶段（术后第 1 ～ 10 天）　主要是下肢肌力锻炼，防止神经根粘连、下肢肌肉萎缩及深静脉血栓形成。

（1）术后第 1 天：进行足趾的屈伸运动，每天 3 ～ 4 组，每组 15 ～ 20 次。

（2）术后第 2 ～ 3 天：进行踝关节的背伸、背屈运动，每个动作保持 10s，每天 3 ～ 4 组，每组 20 次。

（3）术后第 3 ～ 5 天：进行直腿抬高式锻炼。患者取仰卧位，膝关节伸直、足上举，抬高幅度以 30° 为宜，双下肢交替进行，每天 3 ～ 4 组，每组 15 ～ 20 次。

（4）术后第 5 ～ 7 天：进行踢腿式锻炼。患者取仰卧位，主动屈膝屈髋后再伸腿放下，左右腿交替进行，每天 3 ～ 4 组，每组 15 ～ 20 次。

（5）术后 7 ～ 9 天：进行展腿式锻炼。患者取侧卧位，下肢伸直、

外展、复原，完成两次后转对侧卧位并进行相反肢体的锻炼，双下肢交替进行，保持膝关节伸直位。

（6）术后第10天：进行伸腿式锻炼。患者取俯卧位，交替后伸双下肢，保持膝关节不屈曲，次数不限，以不感到疲劳为宜。

2. 第2阶段（术后10～30天） 进行腰背肌功能锻炼，以提高腰背部肌肉力量，增强脊柱的稳定性、灵活性、耐久性和促进髓核回纳。

（1）术后第10～14天：五点支撑法。患者平卧于硬板床上，用头、双足、双肘五点支撑，将臀部抬起并尽量抬高，保持10s。每天2～3组，每组20次。

（2）术后第15～20天：三点支撑法。患者平卧于硬板床上，用头、双足三点支撑，将臀部抬起并尽量抬高，保持10s。每天2～3组，每组20次。

（3）术后第20～25天：四点支撑法，又称拱桥支撑法。患者平卧于硬板床上，用双手、双足将身体全部撑起呈拱桥状，保持10s。每天3～4组，每组20次。

（4）术后第25～30天：飞燕法。患者俯卧于硬板床上，将头、双上肢、双下肢后伸，腹部接触床面的面积尽量要小，呈飞燕状，保持10s，每天2～3组，每组20次。

3. 第3阶段（术后第30天后） 在医师的指导下正确使用腰围，避免活动时造成腰椎扭曲。选择的腰围要与患者的体型相符，一般上至上肋弓，下至髂嵴下，不宜过紧，在佩戴好腰围的情况下练习下床活动。

（1）站立练习法：站立时双足分开与肩同宽，双手叉于腰部，挺胸、抬头、凸腹，使腰背肌收缩。

（2）行走时姿势正确，抬头、挺胸、收腹。

（3）坐位时必须端正，不可弯腰。

另外，在康复锻炼中还有一些容易忽视的注意事项：①在康复锻炼过程中运动量应循序渐进，运动中有一定间歇，避免腰部过度劳累。②不要连续佩戴腰围 3 个月以上，以免造成肌肉失用性萎缩。术后 3 ～ 6 个月避免剧烈活动及提重物，尽可能避免久坐、跑、跳，避免睡软床，从地上搬起重物时应采取屈膝、下蹲的姿势提取，建立良好的生活方式，经常改变坐姿，加强腰背肌锻炼 6 个月以上，增强腰部肌肉及脊柱稳定性。减少慢性腰痛的发作，防止腰部损伤及腰椎间盘突出。

参考文献

韩雷，全仁夫，胡云根，等，2018. 胸腰椎骨折前路内固定研究进展 [J]. 中国骨伤，31(7)：679-683.

何人可，曹杨，2020. 胸腰椎骨折后路手术治疗研究进展 [J]. 国际骨科学杂志，41(2)：100-103.

闫廷飞，孙晨曦，杨勇，等，2017. 胸腰椎骨折的治疗进展 [J]. 中国矫形外科杂志，25(12)：1113-1116.

BAZZOCCHI A, GUGLIELMI G, 2016. Vertebral fracture identification[J]. Semin Musculoskelet Radiol, 20(4):317-329.

TANASANSOMBOON T, KITTIPIBUL T, LIMTHONGKUL W, et al, 2022. Thoracolumbar burst fracture without neurological deficit: review of controversies and current evidence of treatment[J]. World Neurosurg, 162: 29-35.

WOOD K B, LI W, LEBL D R, et al, 2014. Management of thoracolumbar spine fractures[J]. Spine J, 14(1): 145-164.

第 7 章

退行性腰椎侧弯

一、什么是退行性腰椎侧弯

退行性腰椎侧弯（degenerative lumbar scoliosis）是成人脊柱畸形的一种，主要表现为腰椎在冠状面（即人体的左右方向上）发生的弯曲和扭转，出现如腰痛等症状（图 7-1）。成人退行性腰椎侧弯最常见于 40 岁以上的人群，发病率通常随着年龄的增长而增加，但年龄越大并不代表其侧弯程度越大。其发生通常与腰椎的退行性变化有关，如退变性关节病变、椎间盘退行性变、骨质疏松等。

退行性腰椎侧弯的发生通常是由多种因素引起的，其中包括年龄增长、骨密度下降、脊柱结构不对称、肌肉和韧带失衡及腰椎退行性变。这种侧弯可能会导致腰部疼痛、僵硬，腿部神经症状（如坐骨神经痛），以及脊柱功能障碍。

患者往往会表现腰背部持续性疼痛，行走距离变短，下肢酸痛、麻木，不能久坐、久站。退行性腰椎侧弯与骨质疏松关系密切。骨质疏松患者的腰椎侧弯发生率明显高于正常人。骨质疏松导致椎体不对称骨折，从而导致腰椎侧弯。非对称性椎间隙塌陷导致塌陷严重侧受力加大，产生骨小梁微骨折，进一步加重腰椎侧弯。腰椎间盘退变、小关节退变、相应节段的椎管形态发生椎管狭窄。

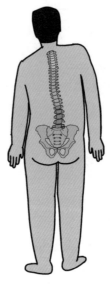

图 7-1　成人腰椎侧弯

二、退行性腰椎侧弯时会发生什么

退行性腰椎侧弯时，可能会出现以下情况。

1. 脊柱弯曲和扭转　退行性腰椎侧弯表现为腰椎在冠状面（人体的左右方向上）发生弯曲和扭转。正常情况下，脊柱是直立的，但在退行性腰椎侧弯时，腰椎乃至整个脊柱会向一侧倾斜，呈 C 形或 S 形。

2. 腰背部疼痛　退行性腰椎侧弯往往会导致腰部疼痛，这是最常见的症状之一。疼痛可能是由于腰椎异常侧弯、曲度，从而导致腰背部肌肉、韧带和神经紧张、牵拉及受压所致。

3. 腿部神经症状　侧弯的腰椎可能对周围的神经产生影响，导致腿部神经症状，如坐骨神经痛。坐骨神经痛是指由于坐骨神经受到压迫或刺激而引起的疼痛、麻木或刺痛感，通常沿着臀部、大腿后侧和小腿传导，不同程度、不同位置的腰椎侧弯，往往会导致不同的腰腿部神经受压，出现不同的腿部疼痛、麻木及感觉障碍范围的差异。

4. 脊柱功能障碍　退行性腰椎侧弯可能导致脊柱功能受限，影响身体姿势、平衡和活动能力。患者可能会感到脊柱僵硬，难以进行正常的腰部弯曲和旋转动作。发展到后期，严重者可能需要借助拐杖等工具，才能保持身体及脊柱平衡。

5. 神经压迫和损伤风险　严重的退行性腰椎侧弯可能导致脊柱和神经根受压和损伤。这可能会引起更严重的症状，如肌力减退、感觉异常和膀胱或直肠功能障碍。严重者可能会出现大小便失禁等情况。

6. 全身症状　随着退行性腰椎侧弯的发展，可能会伴随着全身症状的出现，由于腰椎侧弯活动受限，甚至长期卧床的老年患者可能会出现下肢深静脉血栓，并且慢性的腰腿部疼痛与功能障碍会给患者带来极大的心理负担，严重者可导致睡眠障碍、焦虑，甚至产生抑郁情绪。

三、为什么会发生退行性腰椎侧弯

退行性腰椎侧弯的发生通常与以下因素有关。

1. 脊柱退行性变化　随着年龄增长，腰椎和脊柱的结构会发生退行性变化，包括椎间盘退变、骨质疏松和关节退变等。这些变化可能导致脊柱的稳定性减弱，增加腰椎侧弯的风险。

2. 不对称的脊柱结构　某些人天生脊柱结构就存在不对称性，如椎骨的形状、大小或位置差异。这种不对称性可能会导致脊柱在发育过程中向一侧倾斜，形成侧弯。

3. 肌肉和韧带失衡　腰部周围的肌肉和韧带不平衡也可能导致退行性腰椎侧弯。如果某些肌肉群或韧带过度紧张，或者其他肌肉群过度松弛，就会对脊柱施加不平衡的力量，引起侧弯。

4. 创伤或损伤　脊柱受到创伤或损伤，如骨折、腰椎间盘突出或脱位，也可能导致退行性腰椎侧弯。这些损伤会破坏脊柱的结构和稳定性，导致脊柱曲度异常。

5. 遗传因素　退行性腰椎侧弯可能在一些家庭中具有遗传倾向。有些人可能天生就具有易发生侧弯的基因变异，使他们更容易受到脊柱退行性变化的影响。

6. 手术因素　脊柱手术中广泛切除骨性结构往往会引起脊柱不稳定，这些不稳定的关节面周围的椎体会逐渐向前平移或旋转，加速腰椎侧弯的发生。

四、怎么发现退行性腰椎侧弯

想要发现退行性腰椎侧弯，以下方法和步骤将会对您有所帮助。

1. 症状评估　如果您存在腰部疼痛、腿部神经症状（如坐骨神经痛）、脊柱僵硬或其他与脊柱相关的问题，您应该咨询医师，可以采取线上问诊或线下挂号的方式。医师会询问您的症状、疼痛的程度和性质、疼痛的发作时间及疼痛对日常生活的影响。

2. 体格检查　医师会进行全面系统的体格检查，尤其是脊柱专科体格检查，包括观察您的姿势、脊柱的曲度和旋转，检查脊柱的灵活性、柔韧程度、肌张力和神经功能等。医师可能还会检查您的步态、平衡及其他相关的身体指标，姿势和步态可以为退行性腰椎侧弯的程度提供线索，步态能够帮助识别腰椎侧弯及侧弯的代偿程度，用以判断腰椎侧弯的进展程度和持续时间，姿势则可以直观地反映患者冠状位（身体的左右平面）和矢状位（身体的前后平面）上腰椎侧弯畸形。

3. 影像学检查　为了确认退行性腰椎侧弯的存在和评估其程度，医师可能会要求您进行影像学检查，如 X 线检查、磁共振成像

（MRI）或计算机断层扫描（CT）。这些检查可以提供详细的图像和结构信息，帮助医师确定脊柱的曲度和变化。全脊柱的 X 线检查有助于医师评估整个脊柱侧弯情况，并为后期手术方式的选择做出指导。MRI 和 CT 主要是用于评估椎间盘退变、神经根受压及椎管狭窄情况，以帮助医师评估患者神经症状的起因。

4. 骨密度检查　骨质疏松与退行性腰椎侧弯密切相关，因此医师可能会建议您进行骨密度测试，以评估骨骼的密度和强度。随着年龄的增长，骨密度往往会逐渐下降，无形中增加发生退行性腰椎侧弯的风险，进行骨密度检测有助于医师明确患者的骨质量情况，评估患者的整体情况，以及后续手术方式等。

5. 其他辅助检查　根据具体情况，医师可能会考虑其他辅助检查，如神经功能测试、血液检查或其他特定检查，以了解病情和排除其他可能的病因。

五、退行性腰椎侧弯患者应如何就诊

如果您怀疑自己患有退行性腰椎侧弯，以下是建议的就诊步骤。

1. 寻找专业医疗保健提供者　您可以寻找拥有相关专业知识和经验的医疗保健提供者，如骨科医师、脊柱外科医师或脊柱矫形专家。您可以向家庭医师或其他医疗专业人员寻求推荐，或通过医院或诊所的网站查找相关医师。

2. 就诊前准备　在就诊前，您可以整理相关的病史、症状和疼痛描述，以便向医师提供详细信息。例如，您什么时候发现腰椎侧弯的？腰背部是否疼痛？腰背部疼痛多久了？是否存在腿部疼痛？目前行走方面是否存在问题？是否存在排便、感觉异常等问题？您还可以咨询一些后续治疗的相关问题，如疾病的诊断过程、治疗选项、预后和康复计划等方面的问题，以便更好地了解和管理病情。

3. 就诊过程　就诊时，医师会进行详细的病史询问和体格检查，可能会询问您的症状、疼痛的性质和程度、疼痛的发作时间、影响日常生活的程度等。医师可能会观察您的姿势、脊柱的曲度和旋转，并进行相应的体格检查，如测试脊柱的灵活性、检查肌张力和神经功能等。

4. 影像学检查和其他辅助检查　医师可能会要求您进行影像学检查，如X线检查、MRI或CT，以评估脊柱的结构和变化。根据需要，医师还可能建议您进行骨密度测试、神经功能测试、血液检查或其他特定检查。

5. 诊断和制订治疗计划　根据病史、体格检查和影像学检查结果，医师会进行诊断并与您讨论治疗计划。治疗选项可能包括非手术治疗（如物理治疗、药物治疗、康复运动）、手术治疗或其他辅助治疗。医师会根据您的病情和个体需求，制订最合适的治疗计划。

六、退行性腰椎侧弯应如何治疗

退行性腰椎侧弯的治疗取决于病情的严重程度、症状的影响程度及个体的特殊需求。

1. 非手术治疗

（1）物理治疗：通过物理疗法，如热敷、冷敷、按摩、牵引和特定的运动疗法，可以缓解疼痛、增强肌肉力量、改善姿势和增加脊柱的灵活性。

（2）药物治疗：医师可能会建议您使用非处方药物或处方药物，如非甾体抗炎药（NSAID）、镇痛药和肌肉松弛药等来减轻疼痛和减少炎症。

（3）康复运动：特定的康复运动和锻炼可以帮助加强核心肌肉、改善姿势和支撑脊柱，减轻疼痛并提高功能。如德国施罗斯脊柱侧弯矫形系统是目前治疗特发性脊柱侧弯最有效的方法。其中包括施罗斯体操和 GBW 支具，GBW 支具是被动的矫形系统，大部分时间都能保持脊柱挺直。健身运动是主动矫形，能提高患者的肺活量、肌肉力量及日常生活姿态。这两种方法结合，能非常迅速、有效地矫正脊柱侧弯，合理的运动锻炼（如游泳、慢跑等）可以加强患者肌肉和韧带的力量，从而减少脊柱侧弯的程度。

2. 手术治疗　对于严重的脊柱侧弯或出现神经压迫症状的患者，可能需要进行椎间融合手术。手术通过将脊柱的相邻椎骨固定在一起，以减少疼痛和稳定脊柱。其主要手术方式如下。

（1）后路腰椎椎体间融合术（posterior lumbar interbody fusion，PLIF）：通过后侧入路切除双侧椎板和关节突内侧部分，向中线牵开硬膜囊和走行的神经根，显露并切除椎间盘，在椎间隙置入植骨材料，完成椎体间融合，达到恢复椎间高度、神经减压、重建腰椎稳定的目的。这种手术方式的优势在于能够很好地显露硬膜囊和椎体的情况，对于退行性腰椎侧弯的患者，如果腰椎侧弯的角度较大，后侧入路手术更适合腰椎曲度恢复、硬膜囊和神经根减压。

（2）经椎间孔腰椎椎体间融合术（transforaminal lumbar interbody fusion，TLIF）：通过后侧脊柱正中的切口入路，逐层分离肌肉及软组织，显露腰椎的后部并切除脊柱后部的骨性结构后，显露出椎间盘和硬膜囊，去除退变的椎间盘，然后置入融合器，将相邻的椎体融合起来，以提供支撑作用，必要时辅助以前侧入路或后侧入路的螺钉内固定技术，以增强椎体间的稳定性。该手术方式无须过度地牵拉神经根和硬膜囊，因此导致的神经并发症较少，适用于侧弯角度较小的退行性腰椎侧弯患者。

（3）前侧入路腰椎椎体间融合术（anterior lumbar interbody fusion，ALIF）：是一种微创的治疗腰椎退变性疾病的手术方式，其主要是通过人体的前方入路，通常在下腹部中线偏左侧做切口，然后逐层分离肌肉等组织，显露腰椎，切除大部分退变的椎间盘，解除脊神经压迫，并扩大神经根管。在去除椎间盘后的空隙内置入植骨材料来代替，以将相邻的椎体融合起来，并提供支撑作用，必要时辅以前侧入路或后侧入路的螺钉内固定技术，以增强椎体间的稳定性。因为手术是从身体前方显露脊柱，所以称为前侧入路手术。与后侧入路手术（从后背部进行手术）不同，前侧入路手术可避免损伤腰部肌肉，保留腰部后部结构的稳定性。

（4）极外侧入路腰椎椎体间融合术（extreme lateral interbody fusion，XLIF）：同样是微创治疗腰椎退变性疾病的手术方式，其主要是通过人体侧方入路，通常在患者的左侧腰部做切口，经腹膜后自然解剖间隙、腰大肌进入椎间盘。逐层分离肌肉等组织，显露腰椎，切除退变的腰椎间盘。该手术适用于 $T_{12} \sim L_5$ 椎间盘的切除，$L_5 \sim S_1$ 椎间盘由于髂嵴的缘故，不适用于该种微创手术方式。

（5）斜外侧入路腹膜外腰椎椎体间融合技术（oblique lateral interbody fusion，OLIF）：同样是微创治疗腰椎退变性疾病的手术方式，其主要是通过人体的侧后方入路，通常在患者的左侧腹部做切口，逐层分离肌肉等组织，显露腰椎，切除退变的腰椎间盘，并且由于手术视野及入路较为清楚，可以置入较大的椎间融合器，便于更多的自体骨或异体骨的植入，有利于椎体间的融合，必要时辅助以前侧入路或后侧入路的螺钉内固定技术，以增强椎体间的稳定性。OLIF 手术在具备前侧入路手术优势的同时，由于其无须过多地剥离和牵拉腹膜、腹膜后血管及神经，能够极大地降低术后神经、血管及内脏损伤的风险。

（6）脊柱矫正手术：在一些情况下，可能需要进行脊柱矫正手术，从后侧入路，通过置入金属螺钉、钢板和支架等来纠正脊柱侧弯，以恢复正常的姿势和结构。

3. 辅助治疗

（1）疼痛管理：采用其他辅助疗法来管理疼痛，如针灸、神经阻滞和射频治疗等，这些治疗同样具有缓解疼痛的作用，并且相较于传统镇痛药带来的不良反应更小。

（2）辅助器具：使用腰椎支撑带、矫形背心或其他辅助器具来提供脊柱的支撑和稳定，使患者避免长时间保持错误的站姿和坐姿。

参考文献

ABELIN-GENEVOIS K, 2021. Sagittal balance of the spine[J/OL]. Orthopaedics & Traumatology, Surgery & Research: OTSR, 107(1S): 102769.

AEBI M, 2005. The adult scoliosis[J/OL]. European Spine Journal: Official Publication of the European Spine Society, the European Spinal Deformity Society, and the European Section of the Cervical Spine Research Society, 14(10): 925- 948.

BOACHIE-ADJEI O, CHO W, KING A B, 2013. Axial lumbar interbody fusion (AxiaLIF) approach for adult scoliosis[J/OL]. European Spine Journal: Official Publication of the European Spine Society, the European Spinal Deformity Society, and the European Section of the Cervical Spine Research Society, 22(Suppl 2): S225-S231.

BORENSTEIN D G, BALAGUÉ F, 2021. Low back pain in adolescent and geriatric populations[J/OL]. Rheumatic Diseases Clinics of North America, 2021, 47(2): 149-163.

DAFFNER S D, VACCARO A R, 2003. Adult degenerative lumbar scoliosis[J]. American Journal of Orthopedics (Belle Mead, N.J.), 32(2): 77-82; discussion 82.

DIEBO B G, SHAH N V, BOACHIE-ADJEI O, et al, 2019. Adult spinal deformity[J/OL]. Lancet (London, England), 394(10193): 160-172.

KOROVESSIS P, PIPEROS G, SIDIROPOULOS P, et al, 1994. Adult idiopathic lumbar scoliosis. A formula for prediction of progression and review of the literature[J]. Spine, 19(17): 1926-1932.

LE HUEC J C, COGNIET A, MAZAS S, et al. 2016. Lumbar scoliosis associated with spinal stenosis in idiopathic and degenerative cases[J/OL]. European Journal of Orthopaedic Surgery & Traumatology: Orthopedie Traumatologie, 26(7): 705-712.

LURIE J, TOMKINS-LANE C, 2016. Management of lumbar spinal stenosis[J/OL]. BMJ (Clinical research ed.), 352: h6234.

第 8 章

强直性脊柱炎

一、什么是强直性脊柱炎

强直性脊柱炎（ankylosing spondylitis）是一种慢性、系统性的炎症性关节病，主要影响脊柱和骨盆区域的关节。该病通常导致脊柱和骨盆区域的关节变得僵硬和有疼痛感，逐渐丧失其正常的运动能力（图 8-1）。

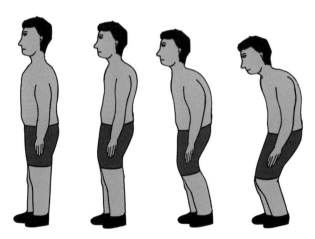

图 8-1　**强直性脊柱炎**

强直性脊柱炎通常在青少年或年轻成年人时发病，并且男性的发病率较高。其确切发病原因尚不清楚，但遗传因素在发病中起重要作用。与免疫系统相关的炎症反应被认为是这种疾病的主要机制之一。

　　强直性脊柱炎通常以累及患者的脊柱和骶髂关节为主，最常见的症状是腰部和骨盆区域的疼痛和僵硬。这种疼痛和僵硬往往在休息或清晨起床后更明显，通过活动和运动，疼痛和僵硬可能会减轻或缓解。其他症状可能包括疲劳、压迫感和关节肿胀。

二、强直性脊柱炎时会发生什么

　　强直性脊柱炎是一种慢性、进展性的炎症性关节病，主要影响脊柱和骨盆区域的关节。在强直性脊柱炎发作期间，患者可能经历以下症状和影响。

　　1. 脊柱疼痛和僵硬　强直性脊柱炎的主要症状是脊柱区域的疼痛和僵硬。疼痛通常开始于下背部或臀部，随着疾病的进展可能向上蔓延至整个脊柱。患者可能感到晨起和长时间静坐后脊柱特别僵硬，活动能力受限。

　　2. 炎症和关节肿胀　强直性脊柱炎引起的炎症可导致关节肿胀和疼痛。最常受累的关节是髂骨和脊柱之间的骶髂关节，也可累及其他大关节，如髋关节和膝关节。

　　3. 脊柱弯曲和骨性融合　随着疾病的进展，强直性脊柱炎可导致脊柱骨骼的改变。脊柱的小关节和椎间盘受到炎症的影响，逐渐发生骨质增生，使脊柱变得僵硬和弯曲。在严重的情况下，相邻的椎骨可能会融合在一起，影响脊柱的灵活性和功能。

　　4. 患处周围组织症状　强直性脊柱炎还可以引起其他患处周围组织的症状。例如，腰部和臀部的肌肉和韧带可能变得紧张和疼痛。患者还可能出现髋关节和肩关节的疼痛、肿胀和运动受限。

　　5. 体力活动受限　由于脊柱和关节的疼痛、僵硬和功能障碍，患者在日常生活中的体力活动可能受到限制。他们可能难以弯腰、转身、行走或长时间站立，甚至上楼梯都难以支持。这对工作、家庭生活和社交活动都会产生较大的不利影响。

6. 眼部问题　因为强直性脊柱炎与自身免疫炎症关系密切，故约25%的强直性脊柱炎患者会出现与疾病相关的眼部问题，如眼红、眼痛、视物模糊和光敏感。这可能是由于炎症因子影响眼部结构（如虹膜和睫状体）所致。

7. 肠道问题　大部分的强直性脊柱炎患者都存在肠道黏膜炎症，有部分患者可能会进展为溃疡性结肠炎，其原因可能还是炎症因子所致。

8. 疲劳和睡眠问题　强直性脊柱炎患者经常感到疲劳和精力不足。炎症反应和疼痛可能干扰正常的睡眠，导致睡眠质量下降，直至睡眠障碍。这会进一步加重患者的疲劳感和身体不适。

9. 心理和情绪影响　慢性腰背部疼痛和功能受限会对患者的心理和情绪产生影响。强直性脊柱炎患者可能感到焦虑、抑郁和情绪低落。疾病对他们的生活质量、工作和社交关系都会带来挑战。

总的来说，强直性脊柱炎是一种复杂的疾病，不仅影响关节和脊柱的结构和功能，还对患者的日常生活和心理健康产生广泛的影响。早期诊断、综合治疗和积极管理有助于减轻症状、提高患者的生活质量并减少并发症的发生。如果您怀疑自己可能患有强直性脊柱炎，请咨询医师以获取准确的诊断和治疗建议。

三、为什么会发生强直性脊柱炎

强直性脊柱炎的发病原因尚不完全清楚，但遗传因素和免疫因素被认为在其发生中起重要作用。下面将为您详细介绍强直性脊柱炎的发病机制。

1. 遗传因素　是强直性脊柱炎发生的重要因素。强直性脊柱炎通常被认为是一种遗传性疾病，其90%以上的发展风险源于基因。

研究发现，大多数强直性脊柱炎患者（约90%）携带一种特定的组织相容性抗原HLA-B27，HLA-B27与强直性脊柱炎的发病风险密切相关。虽然HLA-B27阳性是发生强直性脊柱炎的重要风险因素，但并非所有HLA-B27阳性者都会发展成强直性脊柱炎，因此还涉及其他遗传因素和环境因素的相互作用。

2. 免疫系统异常反应　免疫系统在强直性脊柱炎的发病中发挥重要作用。患者的免疫系统异常激活，导致免疫细胞攻击自身组织。尽管具体的致病机制尚不完全清楚，但炎性细胞因子的异常释放和免疫细胞的异常反应被认为是发病的关键。

（1）炎性细胞因子：在强直性脊柱炎患者中，炎性细胞因子如肿瘤坏死因子（TNF）、白细胞介素（IL）等被过度产生。这些炎症介质引起关节和韧带的炎症反应，导致疼痛、肿胀和损伤。

（2）免疫细胞的异常反应：强直性脊柱炎患者的免疫细胞，如T细胞和B细胞，对自身组织产生异常反应。这些细胞攻击关节和脊柱的韧带、滑膜等组织，引发炎症反应。

3. 炎症与骨质改建　强直性脊柱炎的特点是慢性炎症导致骨质改建，主要集中在脊柱和骨盆区域。炎症过程中，关节和韧带受到破坏和纤维化，导致骨质增生和关节强直。这些改建过程涉及多种细胞和生化因子的相互作用，包括炎症细胞、破骨细胞、成骨细胞、骨基质蛋白等。

4. 其他因素

（1）性别差异：男性比女性更易患强直性脊柱炎，这可能与性激素和遗传因素有关。

（2）环境因素：虽然尚无确切证据，但某些感染和环境因素被认为可能与强直性脊柱炎的发病有关。

综上所述，强直性脊柱炎的发病机制涉及遗传因素、免疫系统异常反应、炎症和骨质改建等多种因素的相互作用。然而，对于强直性脊柱炎的发病机制还存在许多未解之谜，需要进一步地研究来揭示其详细的病理生理过程。

四、怎么发现强直性脊柱炎

强直性脊柱炎的早期诊断对于患者的治疗和管理非常重要。

强直性脊柱炎的典型症状是慢性的背部和腰部疼痛，尤其在早晨和休息后加重，疼痛持续时间较长，并且在活动后减轻。其他常见症状如下。

1. 晨僵　早晨起床时或长时间静止后，脊柱和骨盆区域更加僵硬和疼痛，需要活动一段时间后才能缓解症状。

2. 慢性疼痛　背部、腰部和臀部的疼痛可能持续数月或数年，严重影响生活质量。

3. 疼痛改变　疼痛可能从一侧转移到另一侧或从下背部向上背部扩散，逐渐累及整个脊柱。

4. 疲劳　患者可能出现疲劳、压迫性胸闷和呼吸困难等全身症状。

5. 关节炎症　一些患者可能出现其他关节，如髋关节、骶髂关节、肩关节和膝关节等较大关节的炎症和肿胀。

总之，强直性脊柱炎的诊断与发现需要综合考虑患者的症状、体格检查、影像学检查和实验室检查结果。及早发现和诊断强直性脊柱炎对于及时采取治疗和管理措施非常重要，以减轻症状、延缓疾病进展，并提高患者的生活质量。如果怀疑患有强直性脊柱炎，应尽早就诊以寻求医师的专业建议和诊断。

五、强直性脊柱炎患者应如何就诊

如果怀疑患有强直性脊柱炎，及早就诊并获得专业的医疗建议和诊断非常重要。

1. 寻求专科医师帮助 首先，建议寻求专科医师，如风湿病专家、脊柱外科专家或骨科专家的帮助。这些专科医师在强直性脊柱炎的诊断和治疗方面具有丰富的经验和专业知识，可以通过线上问诊或线下挂号的方式寻求帮助。

2. 病史和症状描述 在就诊时，向医师详细描述自己的症状和疼痛的性质、持续时间、加重因素和缓解因素等，如发生腰背部疼痛多久了，每天早晨起床时是否存在背部僵硬等情况，身体的大关节如膝关节、髋关节是否存在疼痛不适。此外，提供详细的个人病史和家族史有助于医师评估和诊断。

3. 体格检查 医师将进行全面的体格检查，特别是脊柱和关节的状况。医师可能会检查脊柱的活动度，以及关节的炎症、压痛点和其他病理体征。

（1）脊柱活动度：医师会检查脊柱的灵活性和活动度。强直性脊柱炎患者常表现为脊柱僵硬，弯曲度受限。

（2）压痛点：医师会触诊患者的背部和骨盆区域，寻找可能存在的压痛点。

（3）关节炎症：医师会检查其他关节是否疼痛、红肿和压痛。

4. 影像学检查

（1）X线检查：常规的脊柱全长X线片，可以同时观察脊柱及骶髂关节受累情况，如骨质增生、关节融合和韧带钙化等，中、晚期强直性脊柱炎在X线片上出现"竹节样改变"。

（2）磁共振成像：MRI可以更清晰地观察脊柱和关节的炎症、水肿和软组织损伤，对早期强直性脊柱炎的诊断非常有帮助，脂肪抑制 T_1 短时间反转恢复序列（STIR）显示骶髂关节和椎体角骨髓水肿。骨髓水肿与骶髂关节或脊椎骨硬化、融合的后期发展有关。

（3）计算机断层扫描：CT可以提供更详细的骨骼结构信息，特别适用于评估关节的融合和骨质改建。

（4）超声检查：尽管目前在临床上应用得比较少，但是彩色多普勒超声可用来诊断早期骶髂关节炎并监测治疗效果。

5. 实验室检查　实验室检查有助于评估炎症水平和排除其他类似疾病。常见的实验室检查包括测量 C 反应蛋白（CRP）、红细胞沉降率（ESR）等炎症指标。此外，HLA-B27 检测有助于强直性脊柱炎的诊断。

（1）C 反应蛋白（CRP）和红细胞沉降率：可以反映体内的炎症程度。

（2）HLA-B27 检测：虽然 HLA-B27 阳性并不是强直性脊柱炎的诊断标准，但它可作为辅助诊断的指标。

6. 疾病评估和诊断　医师将综合病史、体格检查、影像学检查和实验室检查结果来评估和确诊强直性脊柱炎。确诊强直性脊柱炎通常需要满足特定的诊断标准和排除其他类似疾病。

7. 制订个性化治疗计划　一旦确诊强直性脊柱炎，医师将根据患者的病情、疼痛程度和其他因素制订个性化的治疗计划。治疗的目标是缓解疼痛、改善功能、减少炎症和预防并发症的发生。

8. 治疗方案

（1）药物治疗：常用的药物包括非甾体抗炎药（NSAID）、抗风湿药（DMARD）、生物制剂（如抗肿瘤坏死因子药物）等，针对强直性脊柱炎患者出现的腰腿部疼痛症状应用镇痛药物，控制炎症因子进展的抗风湿药物，以及具有特定效果的生物制剂。

（2）物理治疗：物理治疗师可以指导患者进行特定的运动和体操锻炼，帮助改善脊柱的灵活性和减轻疼痛，如脊柱侧弯患者常用的施罗斯体操。其次，患者的生活习惯也需相应做出改变，如休息时睡硬板床，睡眠时取仰卧位，以避免脊柱侧方弯曲，站立及行走时应时刻保持脊柱的直立性，抬头、挺胸、收腹，保持双眼平视前方，避免胸椎和颈椎受累。

（3）康复治疗：康复治疗可以帮助患者改善姿势、维持正常的体能活动水平，并提供有关自我管理和日常生活技巧的建议，可以通过一些不是很剧烈的运动来进行锻炼，如游泳、打太极拳等，维持脊柱关节在生理的最佳位置，同时能够增加椎旁肌肉的力量、增加肺活量，有助于控制疾病的进展。

（4）手术治疗：在极少数情况下，当强直性脊柱炎引起严重的关节破坏或功能障碍时，如髋关节间隙明显变窄、股骨头坏死，手术可能是必要的，通常采用截骨等手术方式进行矫正。

就诊过程中，与医师建立积极的沟通和合作非常重要。及早发现和诊断强直性脊柱炎，并采取适当的治疗和管理措施，有助于减轻症状、延缓疾病进展并提高患者的生活质量。在治疗过程中，定期复诊和与医师保持联系也是关键，以便调整治疗方案并监测疾病的进展。

六、强直性脊柱炎如何治疗

强直性脊柱炎是一种慢性的炎症性关节病，目前尚无根治方法。然而，通过综合的治疗策略，可以有效控制症状、减轻疼痛、改善功能和预防并发症的发生。以下是常用的强直性脊柱炎治疗方法。

1. 药物治疗

（1）非甾体抗炎药（NSAID）：NSAID 是首选的治疗药物，可用于缓解疼痛和减轻关节炎症。常用的 NSAID 包括布洛芬、萘普生等。

（2）疾病修饰抗风湿药（DMARD）：DMARD 可以减轻炎症并减慢关节损害的进展。常用的 DMARD 包括甲氨蝶呤、硫唑嘌呤等。

（3）生物制剂：生物制剂是一类针对特定炎症介质的药物，如抗肿瘤坏死因子（TNF）药物（如英坦塞普、阿达木单抗）、白细胞介素 –17（IL–17）抑制剂（如伊利珠单抗）等。生物制剂在强直性脊柱炎的治疗中具有重要作用，可以显著改善症状和减少炎症。

2. 物理治疗

（1）物理疗法：物理治疗师可以设计个性化的锻炼计划，包括伸展、强化和改善姿势的动作，以提高脊柱的灵活性、增强肌肉力量和改善姿势。

（2）温热疗法：如热敷和温泉浴，可缓解疼痛和放松肌肉，减轻强直性脊柱炎所致的腰背部不适。

3. 手术治疗　在极少数情况下，脊柱手术可用于纠正脊柱变形和改善姿势。

4. 康复治疗　康复治疗可以提供一系列的康复措施和建议，帮助患者改善姿势、维持正常的体能活动水平，并提供自我管理和日常生活技巧的指导，如慢跑、游泳和打太极拳，有助于锻炼脊柱椎旁肌肉和韧带。

5. 个性化治疗　治疗方案应根据患者的病情、疼痛程度、炎症活动水平和功能障碍而定。治疗方案应定期评估和调整，以确保最佳的效果。

治疗的目标是控制疾病进展、减轻疼痛、改善功能、提高生活质量，并预防并发症的发生。由于强直性脊柱炎是一种慢性疾病，治疗可能需要长期进行，并需要与医师保持定期的随访和沟通。及早发现、早期干预和综合治疗是管理强直性脊柱炎的关键，以提供最佳的治疗效果和提高患者的生活质量。因此，患者应积极配合医师的治疗计划，并在治疗过程中注意健康生活方式、适当锻炼和遵循医嘱。

参考文献

GARCIA-MONTOYA L, GUL H, EMERY P, 2018. Recent advances in ankylosing spondylitis: understanding the disease and management[J/OL]. F1000Research, 7: 1512.

SMITH J A, 2015. Update on ankylosing spondylitis: current concepts in pathogenesis[J/ OL]. Current Allergy and Asthma Reports, 15(1): 489.

TAUROG J D, CHHABRA A, COLBERT R A, 2016. Ankylosing spondylitis and axial spondyloarthritis[J/OL]. The New England Journal of Medicine, 374(26): 2563-2574.

WALKER J, 2006. Ankylosing spondylitis[J/OL]. Nursing Standard [Royal College of Nursing (Great Britain):], 20(46): 48-52.

XI Y, JIANG T, CHAURASIYA B, et al, 2019. Advances in nanomedicine for the treatment of ankylosing spondylitis[J/OL]. International Journal of Nanomedicine, Volume 14: 8521-8542.

YANG H, CHEN Y, XU W, et al, 2021. Epigenetics of ankylosing spondylitis: Recent developments[J/OL]. International Journal of Rheumatic Diseases, 24(4): 487-493.

第 9 章

腰段脊髓损伤

一、腰段脊髓的结构及功能

腰段脊髓是中枢神经系统的一部分,位于脊柱的腰椎段内。它是由神经细胞和神经纤维构成的复杂网络,通过脊髓神经根与身体其他部位相连。腰段脊髓的主要功能是传递神经信号,控制感觉和运动功能。腰段脊髓的长度约为 42cm,直径约为 1cm。尽管腰段脊髓整体较细,但它是人体神经系统中最关键的一部分。腰段脊髓可以分为不同的区域,每个区域都负责传递特定的感觉和控制特定的运动。最常用的分区方法是根据脊髓神经根的位置划分。

在腰段脊髓内部,有两个主要的神经组织:灰质和白质。灰质位于脊髓的内部,具有灰色的外观,包含许多神经细胞体与突触连接。灰质可以分为不同的区域,每个区域都与不同的功能相关。例如,前角的灰质负责控制运动,而后角的灰质则与传递感觉信息有关。白质位于脊髓的外部,呈白色。白质主要由神经纤维组成,这些纤维负责传递信号。这些纤维可以分为上行纤维和下行纤维。上行纤维负责传递感觉信息,将其从身体各个部位传递到大脑。下行纤维则负责传递来自大脑的运动指令,将其发送到相应的肌肉。脊神经是与腰段脊髓相连的神经根。腰段脊髓从每个腰椎的左右两侧延伸出一对脊神经。这些脊神经在脊柱中汇合形成神经丛,然后分布到不同的身体部位。脊神经传递感觉和运动信号,使我们能够感知和控制身体各个部位的功能。

二、腰段脊髓的位置

腰段脊髓是脊柱中位于腰段的一段神经组织，它是神经系统的关键组成部分。腰段脊髓从脊柱的腰段穿过，从上至下逐渐细化，最终结束于腰段脊髓的下端。腰椎构成脊柱的一部分，位于胸椎和骶椎之间。通常，人体腰椎有 5 个，标记为 $L_1 \sim L_5$。每个腰椎由一个圆形的椎体和一个突出的骨质结构（称为椎弓根）组成。这些椎体和椎弓根通过关节连接在一起，形成腰椎的基本结构。

腰段脊髓的下端位置与腰椎的解剖结构紧密相关。正常情况下，腰段脊髓的下端通常位于 L_1 和 L_2 椎体之间，具体位置因个体差异而有所不同。腰段脊髓的下端是腰段脊髓的结束点，它与神经根形成马尾神经。马尾神经由腰段脊髓下端的神经根通过腰椎椎管向下延伸，控制下半身的感觉和运动功能。

了解腰段脊髓的下端位置对于理解脊柱相关问题非常重要。当腰段脊髓下端存在异常情况时，如腰椎椎管狭窄、腰椎间盘突出等，可能会对马尾神经产生压迫，导致腰痛、下肢放射痛、感觉异常、肌力减退等症状。因此，通过医学影像技术（如 MRI 等），可以准确确定腰段脊髓的下端位置和与之相关的异常情况。

了解腰段脊髓的下端位置有助于我们更好地理解与脊柱相关的疾病、损伤和治疗方法。腰段脊髓的下端和腰椎的解剖结构在神经解剖学、脊柱外科和康复医学等领域中起着重要作用，对于诊断和治疗腰椎疾病具有重要的指导意义。

三、腰段脊髓对应的神经支配

腰段脊髓从脊柱的腰椎段穿过，负责传递神经信号和控制下半身的感觉和运动功能。腰段脊髓的神经支配区域可以通过神经根的分布来了解。神经根是从脊髓的侧面延伸出来的神经结构，它们负责将神经信号传递到身体的不同部位。

腰段脊髓的神经根形成马尾神经，这是一组从腰段脊髓下端延伸出来的神经根。马尾神经由多对神经根组成，沿着腰椎椎管延伸并通过腰椎间的间隙进入骶管，控制着下半身的感觉和运动功能。具体来说，腰段脊髓的神经支配区域涉及下肢、骨盆和腹部的不同部位。腰段脊髓的下端对应着下肢的感觉和运动功能。例如，L_1 和 L_2 神经根负责髋关节的感觉功能，$L_2 \sim L_4$ 神经根负责大腿的感觉功能和膝关节的运动功能，$L_4 \sim L_5$ 神经根负责小腿和足的感觉功能及踝关节的运动功能。此外，腰段脊髓的神经支配区域还涉及骨盆和腹部的感觉和运动功能。例如，$L_1 \sim L_2$ 神经根负责腹股沟区域的感觉功能，$L_2 \sim L_4$ 神经根负责骨盆内脏的感觉功能，$L_1 \sim L_5$ 神经根负责骨盆底肌肉的运动功能。

了解腰段脊髓的神经支配区域，对于诊断和治疗腰椎相关问题至关重要。当存在腰段脊髓受损、神经根受压或其他相关问题时，可能会导致相应区域的疼痛、感觉异常或运动功能障碍。通过了解腰段脊髓的神经支配区域，医师可以更准确地定位损伤部位，并采取相应的治疗措施。

四、什么是腰段脊髓损伤

成年人的脊髓终止于第 1 腰椎，之下是由腰神经、骶神经、尾神经前后根在穿出椎间孔之前，在椎管内下行较长一段距离，围绕终丝成为马尾神经。当发生胸腰段或第 1、第 2 腰椎的损伤时，则有可能发生腰段脊髓损伤。

腰段脊髓损伤是一种严重的脊柱损伤，它会对腰部以下的神经系统造成重大影响。腰段脊髓是脊髓的延伸，负责传递神经信号以控制下半身的运动和感觉功能。因此，当腰段脊髓遭受损伤时，可能会导致运动功能和感觉功能丧失。腰段脊髓损伤通常由严重的外力引起，例如车祸、跌落、运动伤害或意外事故导致的腰椎骨折、脊髓挤压或断裂，并对腰段脊髓造成直接伤害。腰段脊髓损伤的严重程度根据脊髓受损的程度分为完全性腰段脊髓损伤、不完全性腰段脊髓损伤、脊髓挤压损伤和脊髓震荡损伤。

完全性腰段脊髓损伤是指腰段脊髓被完全切断或破坏。这种类型的损伤导致下半身瘫痪和完全丧失感觉功能。患者可能无法控制膀胱和肠道功能，甚至性功能也会受到影响。完全性腰段脊髓损伤通常是由严重的脊柱骨折或脊髓断裂引起的，是最严重的一种类型。

不完全性腰段脊髓损伤是指部分腰段脊髓受到损伤。这意味着在损伤部位以下的运动和感觉功能仍然存在。不完全性腰段脊髓损伤的严重程度可以根据患者的运动和感觉功能损伤程度来分类。有几个常见的分类系统，包括亚伤、轻度不完全性腰段脊髓损伤、中度不完全性腰段脊髓损伤和重度不完全性腰段脊髓损伤。

脊髓挤压损伤是指脊髓在腰椎骨折或脊柱移位时受到压迫或压力而受到损伤。这种损伤会导致脊髓的血液供应受到限制，造成神经组织损伤和功能受损。脊髓挤压损伤可能导致运动和感觉功能丧失，严重者甚至可能导致完全性腰段脊髓损伤。

脊髓震荡损伤是指脊髓在外力作用下发生短暂的震荡或震动，但没有明显的结构性损伤。这种类型的损伤可能会导致暂时性的神经功能障碍，如短暂的瘫痪或感觉异常。通常情况下，脊髓震荡损伤会自行恢复，但也可能引发其他并发症。

五、腰段脊髓损伤的症状

腰段脊髓损伤是指在腰椎水平上对脊髓造成的损害，其症状可能因损伤的严重程度和位置而有所不同。

1. 运动功能障碍　腰段脊髓损伤可能导致下肢肌肉失去力量和运动功能，患者可能无法行走、站立或控制腿部的运动。患者也可能出现平衡障碍、步态不稳或失去协调能力。

2. 感觉异常　腰段脊髓损伤可能导致下肢的感觉缺失或异常感觉，患者可能无法感受到触摸、温度或疼痛等感觉。有些患者可能经历下肢麻木、刺痛或针刺感。

3. 膀胱和肠道功能障碍　腰段脊髓损伤可能导致膀胱功能障碍，患者可能无法控制排尿，出现排尿困难、尿频或尿失禁等问题。腰段脊髓损伤还可能影响肠道功能，导致便秘或对肠道控制困难。

4. 性功能障碍　腰段脊髓损伤可能影响性功能，包括性欲减退、勃起功能障碍或性交困难。

5. 疼痛　腰段脊髓损伤后可能出现腰背痛或放射性疼痛，疼痛可能在损伤部位或周围出现，并可能伴有痉挛、针刺感或刺痛。

六、为什么会发生腰段脊髓损伤

腰段脊髓损伤通常是由外力作用引起的，最常见的原因是交通事故、跌倒、运动伤害和意外事故。

1. 车祸　车祸是导致腰段脊髓损伤的主要原因之一。高速碰撞、追尾事故或侧面碰撞可能会对腰部和脊柱施加剧烈的力量，造成脊髓损伤。

2. 跌落　从高处跌落可能导致腰部骨折和脊髓损伤。这种情况尤其常见于建筑工人、运动员和登山者等从事高风险活动的人群。

3. 运动伤害　参与高风险运动，如滑雪、足球、橄榄球和极限运动，如果发生剧烈的碰撞或扭曲动作，可能导致腰段脊髓损伤。

4. 意外事故　包括工作场所事故、家庭事故和其他日常生活中的意外情况。例如，重物的不当提起、事故中的不当姿势或发生的突发事件可能会导致腰段脊髓损伤。

此外，随着年龄的增长也增加发生腰段脊髓损伤的风险，老年人由于骨质疏松和肌肉力量下降，更容易发生腰段脊髓损伤。此外，骨质疏松使骨骼更脆弱，患者骨折从而导致脊髓损伤。

七、在日常生活中怎么发现腰段脊髓损伤

在日常生活中，发现腰段脊髓损伤的迹象和症状是至关重要的。尽早发现腰段脊髓损伤可促使及时诊断和治疗，最大限度地减少进一步的伤害。

腰段脊髓损伤的常见症状如下。

1. 运动功能障碍　腰段脊髓损伤可能导致下肢瘫痪或运动功能受限，可能出现无法行走、站立或控制腿部运动的情况。

2. 感觉异常　腰段脊髓损伤可能影响患者的感觉功能，可能出现麻木、刺痛、异常感觉或感觉丧失等症状。

3. 膀胱和肠道功能紊乱　腰段脊髓损伤可能影响膀胱和肠道功能，导致排尿和排便困难、失禁或尿频。

4. 性功能障碍　腰段脊髓损伤还可能影响患者的性功能，导致勃起功能障碍、性欲减退或性感觉丧失。

了解这些症状是非常重要的，因为它们可以帮助我们及早发现潜在的腰段脊髓损伤，当出现上述症状时，就要考虑是否有腰段脊髓损伤。然而，腰段脊髓损伤不一定会导致明显的症状，当遭受过高速碰撞、跌落、运动伤害或其他意外事件，特别是涉及脊柱和腰部的，即使当时未感觉有任何不适，也应警惕可能的腰段脊髓损伤。如果在日常生活中注意到上述任何症状或迹象，建议尽快就医以寻求专业帮助。

八、腰段脊髓损伤患者应如何就诊

如果怀疑自己或他人可能患有腰段脊髓损伤，重要的是尽快就医，寻求专业的脊柱外科医师或神经外科医师的帮助。

1. 寻求紧急医疗救助　如果腰段脊髓损伤并伴随严重的疼痛、瘫痪、呼吸困难或其他紧急情况，应立即拨打紧急电话或前往最近的急诊部门。

2. 就诊选择　选择一位经验丰富、具有专业资质的脊柱外科医师或神经外科医师进行诊断和治疗。

3. 详细咨询和评估　在就诊时，医师将进行详细的病史询问和体格检查。他们可能会询问您的症状、发病经过、受伤情况和您的家族病史。体格检查将包括神经功能、运动能力和感觉等方面的评估。

4. 影像学检查　为了明确诊断和评估损伤的程度和位置，医师可能会建议您进行影像学检查，如 X 线检查、CT 或 MRI。这些检查可以提供有关脊柱和腰段脊髓结构的详细图像。

5. 神经生理学测试　医师可能会建议您进行神经生理学测试，如诱发电位测试。这些测试可以评估神经信号的传导和损伤程度。

总之，腰段脊髓损伤时，及时就诊非常重要。寻求专业的脊柱外科医师或神经外科医师的帮助，进行全面的咨询、评估和诊断，以制订合适的治疗计划。遵循医师的建议，积极参与康复和后续治疗，可以最大限度地促进康复和提高生活质量。腰段脊髓损伤是一项严肃的健康问题，团队合作和专业支持将对康复过程产生积极的影响。

九、腰段脊髓损伤如何治疗

治疗腰段脊髓损伤是一项复杂而持久的任务。在紧急情况下，确保患者的生命安全至关重要。一旦病情稳定，医疗团队将采取一系列措施来最大限度地减轻患者的痛苦并促进康复。这可能包括手术修复脊髓、物理治疗、药物治疗、康复训练和辅助器具的使用。

1. 非手术治疗　对于轻度的腰段脊髓损伤或无明显破裂的脊柱骨折，非手术治疗可能是一个有效的选择。非手术治疗包括休息、疼痛管理、康复训练和监测。休息期间，患者需要限制活动，以避免进一步的损伤。疼痛管理可以通过药物治疗来缓解疼痛和不适。康复训练由物理治疗师指导，旨在增强肌肉力量、提高灵活性和恢复功能。

2. 手术治疗　对于严重的腰段脊髓损伤，可能需要进行外科手术来稳定脊柱、减轻压力和修复损伤。手术治疗的目的是恢复脊柱的稳定性，最大限度地减少神经损伤，并促进康复。常见的手术方法包括椎间融合术、脊柱内固定术、椎板切除术和神经修复等。手术后，患者通常需要进行康复训练以恢复功能。

3. 药物治疗　药物治疗在腰段脊髓损伤的治疗中发挥重要作用。药物可以用于控制疼痛、减轻炎症、改善神经功能和预防并发症。常用的药物包括镇痛药、非甾体抗炎药（NSAID）、肌肉松弛药和抗抑郁药等。药物治疗需要根据个体情况和专业医师的指导进行。

总的来说，腰段脊髓损伤的治疗是一个综合的过程，需要医疗团队的共同努力和个性化的治疗计划。重要的是，患者应与医师密切合作，积极参与康复过程，并遵循医师的建议和指导，以实现最佳的康复效果。每个腰段脊髓损伤患者的治疗方案都应该是个性化的，根据其特定情况和需求进行调整。尽管治疗腰段脊髓损伤可能很具挑战性，但科学研究和医疗技术的进步为患者带来了希望。神经学、康复医学和工程学等领域的专家正在努力开发新的治疗方法，以改善腰段脊髓损伤患者的康复结果。

十、腰段脊髓损伤如何康复

腰段脊髓损伤的康复旨在帮助患者实现以下目标：恢复自主性、提高生活质量、促进神经功能恢复、增加肌肉力量、改善平衡和协调能力、减轻疼痛和不适。康复的原则包括个性化、适度、渐进性、全面性和终身性。每个患者的康复计划都应根据其特定情况和康复目标进行制订。腰段脊髓损伤的康复需要多学科的专业团队（包括物理治疗师、职业治疗师、康复医师、康复护士、社会工作者和心理咨询师等）合作。康复团队将根据患者的需求制订个性化的康复计划，并提供必要的支持和指导。

1. 功能恢复训练　功能恢复训练是腰段脊髓损伤康复的核心，包括肌肉力量训练、平衡和协调训练、灵活性训练和日常生活技能训练等。物理治疗师将根据患者的病情和康复目标设计个性化的训练方案，并使用各种技术和设备来帮助患者恢复运动功能。

2. 助行器具和辅助设备　在康复过程中，助行器具和辅助设备（包括轮椅、助行器、矫形器和辅助性技术设备等）可以提供支持和帮助。康复专家将评估患者的需要，并推荐合适的助行器具，以提高患者的独立性和日常功能。

3. 疼痛管理　腰段脊髓损伤患者常伴有疼痛和不适。疼痛管理在康复过程中起着重要作用。医师可能会使用药物治疗、物理治疗、放松技术和神经调节等方法来控制疼痛和改善患者的舒适度。

4. 心理支持和咨询　腰段脊髓损伤对患者的心理健康和情绪产生巨大的影响。心理支持和咨询在康复过程中是至关重要的。心理咨询师可以提供情绪支持、应对技巧和心理调适等方面的帮助，帮助患者应对康复过程中的挑战和困难。

5. 社会支持和康复环境　腰段脊髓损伤患者需要良好的社会支持和适宜的康复环境，包括家庭支持、社区资源的利用、无障碍环境的建设和康复服务的介入等。社会工作者可以提供相关信息、协助安排支持服务，并帮助患者融入社会生活。

6. 终身管理和自我照顾　腰段脊髓损伤的康复是一个终身的过程。患者需要学会自我照顾、合理安排活动、避免进一步的损伤，并定期进行康复评估和复查。积极的生活态度、健康的生活方式和良好的自我管理是维持康复成果的关键。

7. 康复与科研创新　腰段脊髓损伤康复领域不断涌现新的科研和创新技术。例如，神经再生疗法、康复机器人和虚拟现实训练等。这些新技术的应用为康复提供了更多的选择和机会，有望进一步改善康复效果。

通过积极参与康复过程、与专业团队合作，并遵循康复原则，腰段脊髓损伤患者有望实现更好的康复效果，提高生活质量。腰段脊髓损伤的康复是一项艰巨而复杂的任务，但随着医学和科学技术的不断进步，我们对脊柱医学的理解和康复方法也在不断发展。通过不懈的努力和坚定的信心，患者可以重拾自主性、恢复功能，并过上积极、健康和有意义的生活。

十一、腰段脊髓损伤如何预防

预防腰段脊髓损伤同样重要。我们可以采取一些简单的步骤来减少发生腰段脊髓损伤的风险，包括遵守交通规则、正确使用安全设备、保持良好的体格条件、避免危险的运动或活动，以及保持健康的骨骼和肌肉。

1. 保持良好的姿势　正确的姿势对脊柱的健康至关重要。在日常生活中，应尽量保持正确的姿势，特别是在坐姿、站立和提重物时。保持直立的脊柱、放松的肩膀和平衡的身体对于减轻脊柱的负担非常重要。

2. 加强核心肌肉　核心肌肉包括腹部和背部的肌肉群，对维持脊柱的稳定性和平衡至关重要。通过进行核心肌肉锻炼，可以增强腹部和背部肌肉的力量和稳定性，从而减少脊柱的受伤风险。

3. 正确提重物的方法　当需要提起重物时，务必采用正确的姿势和技巧。首先，蹲下并用腿部的力量提起重物，而不是用腰部和背部的力量。保持背部挺直，并将重量均匀分配在双手和双臂上，以减少对脊柱的压力。

4. 避免过度劳累和损伤　过度劳累和损伤是导致腰段脊髓损伤的常见原因之一。预防腰段脊髓损伤，应避免长时间保持同一姿势、过度使用脊柱、频繁提重物和参与高风险活动。合理安排工作和休息时间，避免过度疲劳，是预防腰段脊髓损伤的重要措施。

5. 使用适当的防护装备　在从事高风险运动或工作时，务必使用适当的防护装备。例如，戴头盔、使用护具和安全带等，可以降低脊柱受伤的风险。防护装备可以提供额外的支持和保护，减少脊柱受到外力冲击的可能性。

6. 遵守交通规则　交通事故是腰段脊髓损伤的常见原因之一。为了预防交通事故导致的腰段脊髓损伤，应遵守交通规则，注意行人和驾驶员的安全。骑车时戴好头盔，驾驶车辆时系好安全带，避免酒后驾驶和分心驾驶。

7. 定期锻炼　定期进行适度的锻炼对于维持脊柱的健康至关重要。有氧运动、强度训练和灵活性练习可以增强肌肉力量、改善姿势和增加脊柱的灵活性。定期锻炼不仅可以预防腰段脊髓损伤，还有助于提高整体健康水平。

8. 健康生活方式　保持健康的生活方式对脊柱的健康具有重要作用。合理饮食、充足睡眠、戒烟和限制酒精摄入可以改善身体的整体健康状况，从而减少腰段脊髓损伤的风险。

9. 定期体检　定期进行体检可以及早发现潜在的脊柱问题，并采取相应的预防措施。及时治疗和管理潜在的脊柱疾病可以减少腰段脊髓损伤的风险。

通过采取适当的预防措施，我们可以降低腰段脊髓损伤的风险，并维护脊柱的健康。预防胜于治疗，关注自己的姿势、运动方式和生活习惯，以保护自己的脊柱，享受健康和活力的生活。

参考文献

侯景明，2015. 脊髓损伤后脑结构和功能改变的多模态磁共振研究 [D]. 第三军医大学.

李景伟，2012. 急性脊髓损伤患者早期并发症及危险因素分析 [D]. 天津医科大学.

孙静，2008. 中药大黄治疗障碍性不完全胸腰髓损伤的临床研究 [J]. 中国现代药物应用，(21):1-3.

孙振伟，2016. 经后路减压内固定治疗胸腰椎骨折伴脊髓损伤的效果探讨 [J]. 基层医学论坛，20(22): 3157-3158. DOI:10.19435/j.1672-1721.2016.22.089.

田玉红，彭辉，2019. 等速肌力训练对胸腰椎骨折合并不完全腰髓损伤患者下肢康复效果的影响 [J]. 颈腰痛杂志，40(3): 423-424.

王奎，2022. 后路椎板减压螺钉置入结合扶正通督活血汤治疗胸腰椎段骨折合并脊髓损伤临床观察 [J]. 实用中医药杂志，38(7): 1138-1139.

吴卫平，贺石生，2012. 胸腰椎骨折伴脊髓损伤的整体治疗方案 [C]. 中国康复医学会老年康复专业委员会编. 中国康复医学会第七次全国老年医学与康复学术大会资料汇编：102-103.

张功林，章鸣，2005. 胸腰椎骨折伴脊髓损伤治疗进展 [J]. 中国骨伤，(7):443-445.

张淑萍，2011. 手术治疗胸腰椎骨折并脊髓损伤的护理 [J]. 中国实用神经疾病杂志，14(14):60-61.

第 10 章

腰椎肿瘤

一、什么是腰椎肿瘤

腰椎肿瘤是指在脊柱的腰椎部位出现的异常肿块或肿瘤。腰椎肿瘤可能由遗传因素、不良生活习惯、环境因素、物理因素、慢性损伤等原因引起，但具体的病因尚不完全清楚。腰椎肿瘤的发生往往是一个复杂的过程，可能涉及异常细胞的生长、遗传突变以及外部因素的影响。腰椎肿瘤可以根据来源、性质、组织类型和分级分期进行分类。

1. 根据肿瘤的来源分类　分为原发性腰椎肿瘤和继发性腰椎肿瘤。原发性腰椎肿瘤起源于腰椎骨骼或其周围的组织，如椎间盘、骨髓等。原发性腰椎肿瘤可以是良性的（非癌性肿瘤）或恶性的（癌性肿瘤）。继发性腰椎肿瘤是来自于其他器官，通过转移到腰椎骨的肿瘤，常见的原发癌症包括肺癌、乳腺癌、前列腺癌等。

2. 根据肿瘤的性质分类　分为良性腰椎肿瘤和恶性腰椎肿瘤。良性腰椎肿瘤是非癌性肿瘤，生长缓慢，不会侵犯周围组织或扩散到其他部位。恶性腰椎肿瘤具有恶性特征，可能会快速增长、侵犯邻近组织和器官，并通过血液或淋巴系统扩散到其他部位。

3. 根据肿瘤的组织类型分类　分为骨肿瘤、硬膜外肿瘤、脊髓肿瘤和软组织肿瘤。骨肿瘤起源于腰椎的骨骼组织，如骨肉瘤、骨髓瘤等。硬膜外肿瘤是指位于腰椎硬膜外的肿瘤，如神经鞘瘤、神经纤维瘤等。脊髓肿瘤是指发生在腰段脊髓内的肿瘤，如脊髓胶质瘤、脊髓膜瘤等。软组织肿瘤是指起源于肌肉、脂肪、血管和神经组织等软组织的肿瘤，如脂肪肉瘤、血管瘤等。

4. 肿瘤的分级和分期 根据肿瘤细胞的形态学特征和活跃度分为不同的级别，如良性肿瘤的分级通常采用 Benign、Atypical、Uncertain Behavior（不确定行为）等分级系统。根据肿瘤的大小、侵犯程度和扩散情况，采用不同的分期系统来描述肿瘤的严重程度，如 TNM 分期系统。

二、什么是腰椎转移性肿瘤

腰椎转移性肿瘤是指原发癌症从身体其他部位扩散到腰椎骨的过程。原发癌症可以起源于乳腺、前列腺、肺、肾、结直肠等部位，并通过血液或淋巴系统传播到腰椎骨。这些转移性肿瘤会在腰椎骨内形成新的肿瘤灶，对脊椎结构和周围组织产生压迫，导致症状出现。腰椎转移性肿瘤的发生是原发癌症在身体其他部位形成恶性肿瘤并逐渐扩散的结果。

腰椎转移性肿瘤属于恶性肿瘤。当原发癌症扩散到腰椎骨并形成转移性肿瘤时，其恶性程度会随着肿瘤的生长和进展而增加。腰椎转移性肿瘤的恶性情况可以体现在多个方面。首先，转移性肿瘤的扩散意味着原发癌症已经进入晚期阶段，肿瘤细胞具有高度的侵袭性和转移能力。这意味着肿瘤可能在腰椎骨内形成多个灶，且可通过血液或淋巴系统进一步扩散到其他部位，如其他脊椎节段、骨盆、肺部和其他远处器官。其次，腰椎转移性肿瘤的生长过程会破坏腰椎骨的结构和稳定性。转移性肿瘤可导致骨质破坏和骨折的风险增加，使脊椎结构受到破坏，进而引起脊柱不稳定。脊柱不稳定可能导致脊柱变形、压迫脊髓和神经根的风险增加，进而导致疼痛、运动功能障碍和神经功能缺陷等症状出现。

由于肿瘤的侵袭性和转移能力，对腰椎转移性肿瘤的治疗需要采取综合的治疗策略。常规治疗包括手术切除、放射治疗、化学治疗和靶向治疗等，但由于肿瘤的恶性程度和病情的复杂性，治疗效果可能受到限制。

三、什么是脊膜瘤

脊膜瘤是一种脊柱肿瘤，它起源于脊膜，即覆盖脊髓和神经根的薄膜组织。脊膜瘤通常生长缓慢，多数情况下是良性的，但在某些情况下也可能是恶性的。脊膜瘤通常发生在脊柱的脊髓膜囊内，但也可能发生在脊髓膜囊外。脊膜瘤的主要成分是脊膜组织，其中包括蛛网膜、软脊膜和硬脊膜。它们对脊髓具有保护和支持作用。脊膜瘤可分为不同的亚型，包括蛛网膜瘤、硬脊膜瘤和软脊膜瘤。蛛网膜瘤起源于蛛网膜，硬脊膜瘤起源于硬脊膜，而软脊膜瘤则起源于软脊膜。脊膜瘤通常是成年人患病，尽管它们也可能在儿童中出现。多数情况下，脊膜瘤是良性的，即非癌性。然而，一小部分脊膜瘤可能具有恶性特征，称为恶性脊膜瘤。恶性脊膜瘤的发生率相对较低，远远低于脊柱恶性肿瘤的其他类型。这使得恶性脊膜瘤成为相对罕见的疾病。恶性脊膜瘤的恶性程度会随着肿瘤细胞的异常增殖和侵袭能力增加而增加。

脊膜瘤的症状可因肿瘤的位置和大小而有所不同。常见的症状包括脊柱区域疼痛，特别是在活动或压迫时加重。还可能出现神经根受压的症状，如感觉异常、运动功能障碍和肌力减退。脊膜瘤还可能导致脊髓受压，引起脊髓功能障碍，如行走困难、平衡问题和尿控制障碍。

四、腰椎肿瘤有哪些症状

腰椎肿瘤的症状可因肿瘤的类型、位置和大小而异。

1. 背部疼痛　背部疼痛是腰椎肿瘤最常见的症状之一。疼痛可能是隐性的、钝痛或持续性的，也可能是剧烈的、刺痛或放射痛，向下延伸到臀部、大腿、膝部或足部。

2. 运动功能障碍　腰椎肿瘤可以导致运动功能受限。患者可能感到下肢无力、行走困难、肌肉萎缩或无法控制下肢运动。

3. 感觉异常　腰椎肿瘤可引起感觉异常，如刺痛、麻木、刺痒或痛觉过敏。这些异常可能在腰部、臀部、腿部或足部出现。

4. 大小便异常　腰椎肿瘤的压迫或侵犯可能导致大小便异常。患者可能出现尿失禁、尿频、尿急、排尿困难、便秘或大便失禁等症状。

5. 神经功能缺陷　某些腰椎肿瘤可能会对神经系统造成损伤，导致肌力减退、感觉迟钝、反射减弱或消失，甚至可能出现性功能障碍等问题。

6. 体重减轻、疲劳和全身不适　恶性腰椎肿瘤可能引起全身性症状，如体重减轻、疲劳、食欲缺乏、贫血、发热和全身不适等。

需要注意的是，腰椎肿瘤的症状并非绝对，因为每个人的情况都可能不同。有些患者可能只出现轻微的症状，而另一些患者则可能出现严重的症状。此外，症状的出现也可能是其他腰椎问题的表现，所以及早进行医学评估和确诊非常重要。

五、为什么会发生腰椎肿瘤

腰椎肿瘤的病因多种多样，其发生与遗传因素、环境因素和生活方式等因素有关。

1. 遗传因素　遗传突变或家族史是一些腰椎肿瘤的重要风险因素。某些基因突变可以增加个体患腰椎肿瘤的风险。如果家族中有腰椎肿瘤的病例，那么个体可能更易受到遗传影响而发生腰椎肿瘤。

2. 年龄因素　腰椎肿瘤的发生风险随着年龄增长而增加。随着年龄的增长，细胞的生长和修复过程可能会受到损害，导致异常细胞生长和发展，从而增加腰椎肿瘤的发生风险。

3. 神经纤维瘤病（neurofibromatosis）　神经纤维瘤病是一种遗传性疾病，可导致脊柱和神经系统中肿瘤的发生。神经纤维瘤病患者可能更易患腰椎肿瘤。

4. 暴露于致癌物质　长期暴露于致癌物质或放射线辐射，可能会增加患腰椎肿瘤的风险。某些职业暴露于有害化学物质或放射线，如石棉、苯、放射性物质等，可能与腰椎肿瘤的发生相关。

5. 免疫系统功能异常　免疫系统功能异常可能与腰椎肿瘤的发生有关。例如，某些免疫系统疾病（如类风湿关节炎、系统性红斑狼疮等）可能增加患腰椎肿瘤的风险。

6. 骨质疾病　某些骨质疾病，如骨髓瘤、骨转移瘤、多发性骨髓瘤等，可能导致腰椎肿瘤的发生。

需要明确的是，上述因素并不一定导致腰椎肿瘤的发生，而是与其发生风险相关。腰椎肿瘤的具体病因可能因人而异，因此，确切的原因仍需进一步地研究和探索。

六、怎么发现腰椎肿瘤

腰椎肿瘤是一种较为严重的疾病，及早发现可以提供更好的治疗机会和预后。虽然腰椎肿瘤的症状可能不一致，但以下方法有助于在日常生活中发现腰椎肿瘤。

1. 观察背部疼痛　腰椎肿瘤常导致背部疼痛，尤其在夜间或休息后疼痛加重。如果您经常感到腰背部疼痛，尤其是疼痛持续时间较长或疼痛逐渐加重，应引起警惕并及时就医进行评估。

2. 注意肢体症状　腰椎肿瘤可能导致运动障碍、感觉异常、肢体无力或肌肉萎缩等症状。如果您注意到自己出现肢体运动不协调、感觉异常（如麻木、刺痛）、肌肉无力或肌肉萎缩等问题，应考虑是否与腰椎肿瘤有关，并咨询专业医师的建议。

3. 注意大小便异常　腰椎肿瘤压迫脊髓或神经根，可能导致大小便功能障碍。如果您发现排尿或排便困难、大小便失禁等情况，尤其是伴有背部疼痛或其他症状，应及时就医寻求专业的评估。

4. 注意肌肉和骨骼变化　腰椎肿瘤可能引起骨质疏松或骨折的风险增加。如果您在日常生活中经常感到骨骼疼痛、骨折易发或身高缩短等问题，可能与腰椎肿瘤有关，应咨询医师进行评估。

5. 注意体重变化　一些腰椎肿瘤可能导致不明原因的体重减轻或体重增加。如果您在短时间内出现明显的体重变化，尤其是伴有其他症状，建议咨询医师以了解可能的原因。

如果您注意到自己有以上症状或有其他不寻常的身体变化，建议您及时就医进行专业的评估和诊断。专业医师将根据病史、体格检查和必要的影像学检查结果来确定是否存在腰椎肿瘤，并制订相应的治疗计划。早期发现和诊治可以提高治疗成功的机会和预后。

七、腰椎肿瘤患者应如何就诊

当怀疑患有腰椎肿瘤时，尽快就诊非常重要。下面是腰椎肿瘤就诊的一般流程和注意事项。

1. 寻找专业医师　首先，您需要寻找专门从事脊柱医学的医师，如脊柱外科医师、神经外科医师或肿瘤学专家。他们对诊断和治疗腰椎肿瘤具有丰富的经验。

2. 预约初诊　预约初诊时，医师将询问您的病史、家族史及目前的症状。详细的问诊有助于医师进行初步评估和诊断。

3. 体格检查　医师会为您进行体格检查，包括观察您的体态、检查脊柱的灵活性和触诊可能的病灶。这些检查有助于医师判断是否存在腰椎肿瘤的迹象。

4. 影像学检查 医师可能会建议您进行影像学检查来更详细地观察脊柱。常用的影像学检查包括 X 线检查、CT 和 MRI。这些检查可以提供有关肿瘤的位置、大小和特征的信息。

5. 活组织检查 在一些情况下，医师可能需要获取病理学检查所需的组织样本。可以通过活组织检查手术或经皮穿刺活组织检查来实现。活组织检查结果有助于确定肿瘤的类型和恶性程度。

6. 多学科评估 一旦确诊腰椎肿瘤，医师通常会组织一个多学科团队来评估病情并制订综合治疗计划。这个团队可能包括脊柱外科医师、放射肿瘤科医师、放射治疗专家、病理学专家等。团队会根据您的具体情况制订最佳的治疗方案。

在就诊过程中，还应注意以下事项：①寻求专业医师的建议非常重要，不要自行诊断或治疗；②在就诊前，准备详细的病历记录，包括症状的描述、疼痛的程度和位置，以及症状出现的时间；③同时，带上相关的影像学资料，如 MRI 或 CT 结果，有助于医师更好地了解您的病情；④了解不同治疗选项的优缺点，与医师充分讨论，共同制订适合您的治疗计划。

八、腰椎肿瘤如何治疗

腰椎肿瘤治疗方法的选择取决于肿瘤的类型、大小、位置和患者的整体健康状况。常见的腰椎肿瘤治疗方法有以下几种。

1. 手术治疗 手术是治疗腰椎肿瘤的主要方法之一。手术治疗的目标是尽可能完整地切除肿瘤组织，减轻神经压迫和恢复脊柱的稳定性。根据肿瘤的性质和位置，手术可以采用传统的开放手术或最小侵袭手术技术，如微创脊柱手术。手术后患者可能需要进行康复训练和物理治疗，以帮助恢复功能和减轻疼痛。

2. 放射治疗 放射治疗在腰椎肿瘤治疗中扮演重要的角色。放射治疗使用高能射线照射肿瘤组织，以破坏癌细胞的生长和分裂能力。它可以作为手术前、手术后或单独的治疗方法使用。放射治疗可以减小肿瘤的体积、控制疾病的进展并减轻症状（如疼痛）。

3. 化学治疗　化学治疗是使用抗癌药物来杀死或抑制癌细胞的治疗方法。对于恶性腰椎肿瘤，化学治疗通常作为辅助治疗方法与手术治疗或放射治疗联合使用。化学治疗可以通过静脉注射、口服药物或局部注射等方式进行。其目标是消除或减小肿瘤，预防转移并提高治疗效果。

4. 靶向治疗　靶向治疗是指通过特定的药物干预癌细胞的生长和传播过程，以提高治疗效果。靶向药物可以靶向特定的分子靶点，如肿瘤相关的蛋白质或信号通路。这种治疗方法可以针对特定类型的腰椎肿瘤进行个性化治疗。

5. 激素治疗　激素治疗在某些类型的腰椎肿瘤中可能起到一定的作用。激素药物可以调节机体内的激素水平，对癌细胞的生长和扩散产生抑制作用。激素治疗通常需要在专业医师的指导下进行，以确保正确用药和监测患者的反应。

6. 免疫治疗　免疫治疗是一种新兴的治疗方法，通过增强机体免疫系统的功能，帮助身体识别和消灭肿瘤细胞。免疫治疗包括使用免疫检查点抑制剂、肿瘤疫苗、细胞免疫治疗等。这些方法可能在特定类型的腰椎肿瘤中发挥重要作用。

总的来说，腰椎肿瘤的治疗是个复杂的过程，需要综合考虑多种治疗方法和个性化的治疗方案。患者应与专业的脊柱外科医师密切合作，根据个体情况制订最适合自己的治疗计划。及早发现、早期治疗以及定期的随访和监测对于腰椎肿瘤患者的康复和提高生存率至关重要。

九、腰椎肿瘤如何康复

腰椎肿瘤的康复是一个长期而复杂的过程，需要患者与专业的康复团队紧密合作。每位患者的康复过程都是独一无二的，因此个性化的康复计划和综合的治疗策略非常重要。通过积极的康复措施和持续的努力，腰椎肿瘤患者可以提高生活质量，并尽可能恢复到最佳的身体状态。康复团队通常由多学科的专业人员组成，包括物理治疗师、康复医师、护理人员和心理健康专家。

1. 个性化康复计划　每位腰椎肿瘤患者的康复计划应根据其特定的情况进行个性化设计。康复团队将评估患者的身体状况、病理类型、手术后的恢复情况和治疗目标，制订出适合患者的康复计划。

2. 物理治疗　物理治疗在腰椎肿瘤的康复过程中起着重要的作用。物理治疗师会使用各种技术和方法，如运动疗法、牵引、热疗、电疗等，来帮助患者减轻疼痛、恢复脊柱的功能和灵活性，以及增强肌肉力量。

3. 辅助器具和适应性设备　在康复过程中，可能需要使用一些辅助器具和适应性设备，如拐杖、助行器、轮椅等，以帮助患者行动和保持平衡。这些设备可以提供支持和稳定性，减轻脊柱的负担，并提高患者的独立性和安全性。

4. 疼痛管理　腰椎肿瘤常伴有剧烈的疼痛，因此疼痛管理是康复过程中的重要环节。医师可能会开具适当的药物来缓解疼痛，同时物理治疗师也可以使用各种技术（如按摩、温热疗法、放松训练等），来帮助患者缓解疼痛。

5. 康复体操和体育活动　康复期间，适量的体操和体育活动对于恢复和重建身体功能非常重要。康复团队会为患者设计合适的运动计划，包括伸展、强化和平衡训练，以帮助患者增强肌肉力量、改善姿势和恢复运动能力。

6. 心理支持和心理健康　腰椎肿瘤的诊断和治疗过程可能给患者带来巨大的心理压力和情绪困扰。心理健康专家可以提供心理支持和咨询，帮助患者应对情绪问题、焦虑和抑郁等，并提供积极的心理干预，促进患者的心理康复。

7. 饮食和营养　良好的饮食和营养对腰椎肿瘤患者的康复至关重要。患者应注意均衡的饮食，摄取足够的蛋白质、维生素和矿物质，以促进伤口愈合、增强免疫系统功能和维持身体健康。

8. 定期随访和监测　康复过程中，定期随访和监测对于评估康复进展和调整治疗计划非常重要。患者应按照医师的建议进行定期的复诊和检查，以确保康复进展顺利，及时发现并处理任何潜在的问题。

十、腰椎肿瘤如何预防

预防腰椎肿瘤是一个重要的健康话题，尽管无法完全消除发生腰椎肿瘤的风险，但通过一些预防措施可以降低患病的可能性。

1. 健康的生活方式　保持健康的生活方式对于预防腰椎肿瘤至关重要。健康的生活方式包括良好的饮食习惯、定期锻炼、避免吸烟和限制酒精摄入。均衡的饮食可以提供足够的营养，维持身体的健康状态。适度的锻炼可以增强骨骼和肌肉的健康，提高免疫系统功能。

2. 保持健康的体重　肥胖是腰椎肿瘤的危险因素之一。过重会给脊柱和椎间盘施加额外的压力，增加脊柱受伤的风险。通过保持健康的体重，减轻脊柱的负担，可以减少患腰椎肿瘤的可能性。

3. 注意脊柱姿势和保护　保持正确的脊柱姿势和避免过度劳累对于腰椎的健康至关重要。长时间的不良姿势或重复性的劳动可能会对脊柱造成压力和损伤，增加患腰椎肿瘤的风险。正确的体位和姿势可以减少脊柱受伤的可能性。

4. 预防骨质疏松　骨质疏松是腰椎肿瘤的一个风险因素。为了预防骨质疏松，可以采取以下措施：①增加钙和维生素 D 的摄入，通过均衡的饮食或补充剂来满足机体的需求；②进行适度的有氧运动和力量训练，以促进骨骼健康；③避免长期使用药物、酗酒和吸烟，因为它们会损害骨骼健康。

5. 定期体检和筛查　定期体检和筛查是早期发现腰椎肿瘤的重要手段。定期检查可以帮助医师及时发现潜在的问题，并进行进一步的评估和治疗。针对高风险人群，如家族史或其他相关因素存在者，应定期进行专业的筛查，以确保早期发现和治疗腰椎肿瘤。

6. 减少环境暴露　一些环境暴露与腰椎肿瘤的发生风险相关，如放射线和化学物质。尽量减少与这些物质的接触，避免长期暴露在有害辐射源或化学污染物的环境中。

总而言之，预防腰椎肿瘤的关键在于健康的生活方式、保持健康的体重、注意脊柱姿势和保护、预防骨质疏松、定期体检和筛查及减少环境暴露。通过这些预防措施，我们可以降低腰椎肿瘤的发生风险，提升脊柱健康，并提高生活质量。

参考文献

陈娟，2013. 胸腰椎肿瘤的疗效观察及围手术期护理 [J]. 大家健康（学术版），7(15):140.

陈秀凤，2012. 腰椎肿瘤病人的围术期护理 [J]. 全科护理，10(14):1309-1310.

段勇男，2015. 单纯后路手术切除胸腰椎肿瘤的临床疗效分析 [D]. 河北医科大学.

郭常安，阎作勤，董健，等，2011. 胸腰椎肿瘤全脊椎切除相关问题的探讨 [J]. 复旦学报（医学版），38(2):95-100.

何晓斌，2012. 胸腰椎肿瘤全脊椎切除术方法探讨 [J]. 临床骨科杂志，15(5):487-489.

倪凤民，宋恒平，方健，等，2002. 下腰椎肿瘤与腰腿痛 [J]. 颈腰痛杂志，(2):169.

王增平，刘林，2016. 脊柱肿瘤的分期与外科治疗进展 [J]. 西北国防医学杂志，37(7):467-470.

王朝鲁，杨有赓，孙红辉，2006. 胸腰段椎体肿瘤的外科治疗 [J]. 四川医学，(12):1297-1298.

薛晓云，2002. 胸、腰脊柱肿瘤切除的手术配合 [J]. 山东医药，(33):87.

杨红航，杨文龙，王丹，等，2007. 胸腰椎转移性肿瘤手术方式选择及评价 [J]. 中国骨伤，(3):196-197.

叶曙明，齐新生，茅治湘，等，2011. 胸腰椎转移性肿瘤的手术治疗 [J]. 临床骨科杂志，14(6):612-614.

第 11 章

腰椎结核

一、什么是腰椎结核

腰椎结核属于骨结核的一种，常继发于肺结核或肠结核。腰椎结核发病率位居全身骨关节结核的第一位，以儿童和青少年人群发病为主。腰椎具有负重大、活动多、易劳损的特点，随着病程进展常导致后凸畸形甚至截瘫，由于其发病早期具有类似腰椎劳损样疼痛，故骨结核早期诊断比较困难，且病程长、致瘫率高，严重影响患者的身心健康。

二、腰椎结核时会发生什么

腰椎结核具有低热、疲倦、消瘦、盗汗、食欲缺乏及贫血等典型的结核症状（图 11-1）。腰椎结核另一种常见的症状是腰痛，一般为钝痛或酸痛，按压或叩击时加重。根据腰椎结核病灶的不同，有时疼痛可放射至臀部或下肢。患者为了减轻疼痛，局部肌肉常处于痉挛状态以起保护作用。儿童常在体位改变或夜间熟睡时因肌肉松弛而引起疼痛加重，表现出"夜啼"症状。成人患者在病情进展、疼痛加重情况下，常在站立与行走时双手托住腰部，躯干向后倾斜，使重心后移来减轻对病灶的刺激以缓解疼痛。因此，患者从地上拾物时，需挺腰下蹲才能取物。

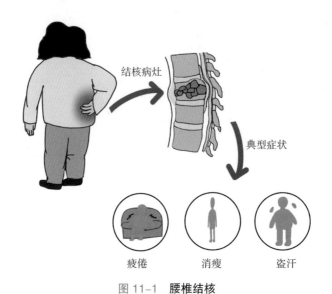

结核病灶

典型症状

疲倦　　　　　消瘦　　　　　盗汗

图 11-1　**腰椎结核**

随着病情的进展，病变椎体会出现骨质破坏及坏死，可伴有干酪样改变和脓肿形成。腰椎结核脓肿形成腰肌脓肿，脓肿沿髂腰肌向下蔓延到腹股沟或大腿内侧，从股骨后达大粗隆，沿阔筋膜张肌和髂胫束至股外侧下部，或向后蔓延到腰三角区，形成所谓"寒性脓肿"。由于椎体破坏及塌陷，腰背部可出现"驼峰"畸形。进行性椎体塌陷，以及死骨肉芽组织和脓肿形成会导致脊柱不稳定、脊柱后凸和神经系统后遗症。

三、为什么会发生腰椎结核

腰椎结核大多是由肺结核引起，结核杆菌随血液播散到骨组织，少数结核杆菌逃避抗结核药物而隐藏在机体内，当机体免疫力下降时发生定植感染，造成骨质破坏并发展成为骨结核。结核杆菌主要侵犯骨松质，因为这里血液丰富、血流速度缓慢。其次是骨皮质，然后通过椎间盘间隙逐渐扩散到相邻椎骨。腰椎的活动度在整个脊柱中最大，因此在骨关节结核中，以腰椎的发病率最高。

四、怎么发现腰椎结核

腰椎具有负重大、活动多、易劳损的特点，容易因各种退行性病变引起腰痛，这与腰椎结核的早期症状相似，故腰椎结核早期诊断比较困难，需要结合多种临床资料。

1. 病史　一般以疼痛为主诉，有时伴有不同程度的神经功能障碍。此外，还应关注患者近期有无食欲缺乏、体重下降、午后低热、盗汗、全身酸痛和疲劳等结核中毒症状，询问患者既往有无肺结核病史、有无其他慢性病史、有无牲畜接触史、社会经济地位及健康状态等。

2. 体格检查　检查腰椎病变区域是否存在局部畸形、隆起、窦道（分泌物做检查）、压痛、叩痛、活动受限、感觉运动及大小便功能障碍。

3. 实验室检查　所有疑似患者均应进行结核菌素试验，但阳性结果不能确诊，肺外疾病的假阴性结果可能接近 30%。血常规检查常提示轻度贫血，白细胞计数一般正常，有混合感染时白细胞计数可增高；对于脊柱结核的早期诊断，γ–IFN 释放试验（IGRA）、结核抗体、红细胞沉降率（ESR）和C反应蛋白检查等具有重要意义。

4. 影像学检查　X 线检查是腰椎结核首选的影像学检查，X 线片上可见骨质破坏和腰椎间隙狭窄。当存在腰大肌脓肿时，在腰椎正位 X 线片上可见一侧腰大肌模糊阴影，或腰大肌阴影增宽、饱满或局限性隆起。当脓肿流注至臀部及股三角区，形成所谓的寒性脓肿。CT 对早期的骨质破坏，如空洞、死骨或椎旁脓肿等的观察优于 X 线检查。MRI 在早期结核的诊断中具有独特优势，在炎性浸润阶段即可显示异常信号，还可观察到脊髓有无受压和变性。此外，MRI 能够发现腰椎可疑的跳跃型结核。

5.病原学检查　此方法是脊柱结核诊断的金标准。

五、腰椎结核患者应如何就诊

腰椎结核一般就诊于传染病科或骨科。由于其通常继发于肺结核，故有很强的传染性，一旦确诊，应及时抗结核治疗。轻症患者可先行抗结核治疗，视疗效决定是否行手术治疗。重症患者，如脊柱骨质破坏严重或形成椎旁寒性脓肿，则需要抗结核治疗，同时行手术治疗。

六、腰椎结核如何治疗

1.非手术治疗

（1）药物治疗：抗结核药物（利福平、异烟肼、吡嗪酰胺和乙胺丁醇）是治疗腰椎结核的关键药物。抗结核治疗遵循"早期、联合、适量、规律、全程"的原则。药物治疗、椎体制动是治疗腰椎结核的重要手段之一。一般采用两种抗结核药物联合治疗，3～6个月后改为单种抗结核药物治疗，整个疗程应不少于2年。

（2）休息、制动和牵引：自结核治疗被重视以来，休息的作用就已被明确。局部制动采用腰部支具，固定期为3个月，固定期间应多卧床休息。根据有无手术指征决定是否手术。即使有手术指征者，术前也需进行2～4周的抗结核治疗。

2.手术治疗

（1）腰椎结核手术指征：大多数腰椎结核患者经抗结核治疗可以治愈。仅有少部分情况需要手术介入，目前脊柱结核的手术适应证主要包括以下两种情况。①腰椎结核导致难以治愈的疼痛，患者生活质量差；②经规范抗结核治疗，顽固性疼痛症状不缓解，结核病灶、脓肿增大，腰椎畸形进展等影响生活质量，甚至出现神经系统受压症状。

（2）手术方式

1）切开排脓：寒性脓肿不及时治疗易发生继发性感染，出现全身中毒症状，因此不能耐受病灶清除术的患者可做切开排脓以挽救生命。脓肿被切开后有利于缓解全身症状，但切口不易愈合。为进一步控制局部病灶，可每天应用4%异烟肼溶液灌洗脓腔，并保持窦道口敞开。可以插入一段粗橡皮管以扩张窦道口或用双套管引流。无继发感染的寒性脓肿不宜施行切开排脓手术。对于已形成瘢痕包裹的寒性脓肿，可暂不切开引流。

2）单纯前路病灶清除手术：即经前路切口完成所有的手术技术操作，腰椎结核经腹或经腹膜外入路病灶清除、神经减压、椎间植骨内固定术。该术式具有独特的优势，具体优势如下。①绝大多数情况下腰椎结核主要侵犯椎体前柱、中柱，一般较少侵犯后方附件结构和韧带复合体，故脊髓压迫主要来自硬膜腹侧，前路手术在直视下能彻底地清除病灶和脊髓减压。②在站立或坐卧状态下椎体前柱、中柱主要承受的是压力，后柱主要承受拉伸力；椎体前柱、中柱承受脊柱轴向载荷的75%～80%，而后方附件结构仅承受脊柱轴向载荷的20%～25%。故前路手术有利于在椎体前方植骨，能够早期重建脊柱稳定性、恢复脊柱承重功能，同时为植骨融合提供稳定的力学环境。③前路病灶清除的同时可解除椎管前方的压迫，并完成植骨、后凸畸形矫正和内固定；单一手术切口，避免术中体位改变，手术时间较短、出血量较少，有利于患者术后恢复。

尽管前路手术优势明显，但单纯前路手术具有以下缺点和局限性：①前路钉板（棒）系统内固定强度较后路的椎弓根螺钉差，尤其对于长节段固定较为困难；②腰椎结核从前方入路，对椎管内病灶清除较为困难；③腰部切口等前侧入路术式创伤相对较大，对腹部脏器具有较大干扰，可能增加并发症发生风险；④对伴有结核性脊柱后凸畸形的患者矫正能力较差，尤其是对于严重的脊柱后凸畸

127

形矫正困难。

近年来，单纯经后侧入路治疗腰椎结核病灶被广泛应用，它避免了传统的前后路联合术式创伤大、手术时间长、出血多等缺陷；同时，单纯经后侧入路术式相对于传统的单纯前侧入路术式，避开了重要的腹腔脏器及解剖结构，降低了手术并发症的发生风险。

3）单纯经后侧入路术式：是指仅通过后方切口即能实现脊柱结核病灶清除、椎管内神经减压、椎体间支撑植骨、脊柱畸形矫正、脊柱稳定性重建的术式。其具体优势如下。①该种手术常通过多裂肌与最长肌之间的间隙直达关节突和横突，可避免对椎旁肌的大范围破坏，降低手术创伤，缩短手术时间、减少术中出血；对血供与神经支配的保留避免后方肌群需要长时间的康复，同时使得术后因椎旁肌失神经支配和缺血萎缩带来的慢性腰背痛的概率大大降低。术后缝合肌肉筋膜后可有效阻隔筋膜前后结构的接触，能够防止前方病灶向后方正常结构扩散形成窦道。②该方法可以通过切除横突进入椎间隙来清除结核病灶，避免切除椎板、关节突和棘突等结构，保留了后方骨性结构和韧带复合体完整性，从而避免术后硬膜、神经根粘连，防止病灶向后方扩散，同时维持了脊柱的稳定性。③该方法可以通过植入三面髂骨骨皮质或钛网作结构性支撑植骨达到与前路手术相似的前柱、中柱重建效果，同时结合椎弓根螺钉三柱固定，为骨性融合提供稳定的力学环境，有效矫正脊柱后凸畸形。④对于伴有腰大肌脓肿或髂窝脓肿患者，可通过纵行切开胸腰筋膜前层清除脓肿。

4）前、后侧联合入路手术：前、后侧联合入路手术是治疗脊柱结核的一种传统有效的手术方法。对结核病灶清除彻底，植骨容易，脊柱后凸畸形矫正理想，能有效重建脊柱稳定性，尤其是对于儿童脊柱结核。传统的前、后侧联合入路手术虽兼具前侧入路手术和后侧入路手术的优势，但由于其创伤相对较大，需要严格把握手术适应证，对老年患者和健康情况较差的患者应谨慎选用该术式。

5）微创或内镜手术：随着微创理念和微创技术的不断发展，脊柱结核微创手术应运而生。目前，治疗脊柱结核的主要微创术式包括 CT 或 B 超引导下经皮穿刺介入技术、经皮椎弓根螺钉技术、通道下小切口技术、腹腔镜辅助技术、椎间孔镜技术等。微创或内镜手术治疗脊柱结核，主要适用于①单纯的椎体内结核；②局限性神经压迫；③不能耐受大手术的脊柱结核患者；④脊柱结核伴较大的寒性脓肿患者，需要脓肿切开引流。可根据病灶部位、椎体破坏程度、椎管累及程度、脓肿的部位和大小、患者的全身情况等选择微创术式。

七、手术清除坏死病灶后有几种类型的植骨融合材料可供选择

1. 自体骨　自体骨一般可取自患者的髂骨、肋骨等。由于自体骨移植取材来自患者本人，故具有取材容易、生物相容性较好及骨诱导、骨传导和骨再生能力良好的特点。在治疗腰椎结核上，自体骨移植在一期根治性清创、减压术中具有很大优势，它能提供足够的脊柱稳定性、矫正脊柱后凸畸形、促进骨融合，并且具有良好的安全性。尽管自体骨移植具有很大的优点，但是取自体骨的操作不但延长手术时间、增加供骨区失血量，而且还会引起供骨区潜在的并发症，身体条件差的患者需要谨慎选择。

2. 同种异体骨　同种异体骨具有很多与自体骨相似的成骨特性，经过处理后同种异体骨已成为骨科手术中常见的植骨材料之一。同种异体骨在纠正畸形、恢复脊柱稳定、植骨融合率方面具有与自体骨相似的出色性能。同种异体骨移植还具有其他优点，如避免供区并发症的发生，同时减少手术时间、术中出血量和住院时间，且来源丰富等。然而，选择同种异体骨也存在一些局限性，如果处理不当则易产生免疫排斥反应，同时还存在成骨慢、愈合率低等缺点。

3. 钛网　钛网因具有无毒、质轻、强度高、生物相容性好、抑制细菌定植等优点而被广泛应用在脊柱结核导致的骨缺损中。钛网

在移植手术中显示出良好的生物相容性，并能迅速稳定受影响的脊柱节段且不引起植骨部位病变，所以在腰椎结核临床治疗上得到广泛使用。然而，钛网术后沉降是一个重大问题，严重的下沉会导致脊柱神经功能恢复不良、椎体不稳定、重建失败，因此需要有效的干预措施来干预术后钛网下沉。有研究表明，术前 6 个月开始抗骨质疏松治疗有助于减少术后钛网沉降。

4.钙磷陶瓷材料　是通过模拟自体骨成分而人工构建的置入材料，它具有与人体骨相近的生物学特性，能有效恢复及维持脊柱生理高度及弯曲度，促进植骨融合，在治疗脊柱骨缺损中应用较早，是一种儿童脊柱结核病灶清除脊柱前柱重建手术的理想支撑及植骨材料。主要类型包括碳酸钙、羟基磷灰石、磷酸三钙等。单独使用在脊柱缺损中存在强度低、韧性差的缺点，需要与其他材料联合应用来克服这一缺点。

5.合成高分子复合材料　合成高分子复合材料分为不可降解型与可降解型两类，前者以聚丙烯、聚乙烯等为代表，机械性能及稳定性良好，对机体无明显毒副作用；后者以聚乙交酯、聚丙交酯等为代表，其在体内可降解为小分子化合物，通过代谢排出体外，具有避免二次手术、对影像学检查无影响、无应力遮蔽等优点，被应用于内固定棒、螺钉等内固定装置的制作。生物降解型复合材料也存在与钙磷陶瓷材料相似的缺点，即降解速度快、强度差的缺陷，在生物相容性及细胞黏附能力方面仍需进一步提高。

八、患者术前应进行哪些准备

1.抗结核药物治疗　患者术前必须进行有效的抗结核药物治疗，这是确保手术成功的关键。抗结核药物治疗遵循"早期、联合、足量、规律及全程"的原则。一般术前需用药 2～4 周，主要作用是避免手术造成结核扩散、伤口不能愈合及术后复发等。一般认为术前应用抗结核药物是必须的，在此过程中需要注意抗结核药物的不良反应，要求医患双方密切观察患者的反应，例如恶心、呕吐、耳鸣、听力下降、皮肤和巩膜的颜色等，一旦发现相关情况，须立即采取相应措施。

2. 心理护理　由于脊柱结核发病隐匿，多数患者处于中、晚期且有明显症状时才来就医，患者常面临疾病的威胁和痛苦，在生理、心理和社会生活中面临很大的压力，尤其是正在学习和工作的青少年，有效的心理护理能减轻患者的心理压力。腰椎结核患者往往由于病程长、症状重、身体消瘦、用药时间长、经济负担重而产生负面情绪。心理负担重，主要表现为焦虑、恐惧、烦躁、悲观和失望等，医师和家属需要针对患者的心理采取措施。了解患者对手术的焦虑和感受，以及患者关心的其他问题，使患者了解手术的必要性、可行性和安全性，以减轻患者心理负担，增强手术信心，使患者积极配合手术。同时保持病房整洁、安静、舒适、空气流通、阳光充足。

3. 饮食与体位护理　帮助患者及其家属了解结核病为消耗性疾病，告知患者加强营养，建议家属在术前给予患者高蛋白、高热量、富含维生素、易消化的饮食，以增强抵抗力。术前对患者的体位护理也尤为重要，由于晚期腰椎结核多伴有脊柱畸形，局部因骨质破坏导致椎体缺乏稳定性，故术前患者应保持绝对健侧卧位休息，可减轻椎体压力，防止椎体滑脱、脱位及进一步坏死等，也有利于病灶局限化。同时家属需要帮助患者轴线翻身及卧床时四肢功能锻炼，避免长时间单一姿势卧床引起卧床相关并发症及负面情绪。

4. 呼吸功能及大小便训练等　术前教会患者习惯在床上进行大小便，不仅能提高患者术前卧床的依从性，同时有利于术后缓解恢复期的焦虑。指导患者学会深吸气和有效的咳嗽方法即患者深吸气后，用胸腹部的力量做最大咳嗽，咳嗽的声音应以胸部震动而发出，每日进行数次，每次5～10遍。观察患者的红细胞沉降率和C反应蛋白检测结果，了解病变的活动性以指导选择有利的手术时间。做好术前的各种准备，如肺部 X 线检查、结核抗体检测、备血、备皮、药物过敏试验及术前导尿、灌肠等。此外，女性患者还应注意避开生理期。

九、如何对腰椎结核患者进行营养评估与干预

1.营养评估　一方面，结核病为消耗性疾病，患者往往出现消瘦、营养不良等表现；另一方面，长期服用抗结核药物容易引起胃肠道反应和药物性肝损伤,会进一步加重食欲缺乏、恶心、呕吐等症状，这会增加相关并发症及术后愈合不良的风险。因此，营养评估及营养支持治疗对于结核病重症患者至关重要。建议结核病重症患者首先进行营养风险筛查 [营养风险筛查评分简表（NRS 2002）]，同时进行营养风险评分（NUTRIC 评分）。NRS 2002 是唯一通过循证医学方法建立的营养筛查方法，其敏感性和特异性均较高，可评估营养风险与临床结局的相关性。具体评分方法见表 11-1。

表 11-1　急诊危重症患者营养风险筛查 NRS-2002 评估表

营养状态受损（取最高分）	分值	得分
正常营养状况	0	
近 3 个月体重减轻＞ 5% 或前 1 周食物摄入量占正常能量需求的 50% ～ 75%	1	
近 2 个月体重减轻＞ 5% 或 BMI 18.5 ～ 20.5kg/m² 且一般状况受损 或前 1 周食物摄入量占正常能量需求的 25% ～ 50%	2	
近 1 个月体重减轻＞ 5%（3 个月内减轻＞ 15%） 或 BMI ＜ 18.5kg/m² 且一般状况受损 或前 1 周食物摄入量占正常能量需求＜ 25%	3	

续表

疾病严重程度（取最高分）	分值	得分
正常营养需求	0	
髋骨骨折、慢性病患者（尤其合并有肝硬化、慢性阻塞性肺疾病）、慢性血液透析、糖尿病、肿瘤	1	
腹部重大手术、脑卒中、重症肺炎、血液系统恶性肿瘤	2	
颅脑损伤、骨髓移植、ICU 患者（APACHE Ⅱ评分＞ 10 分）	3	
年龄	**分值**	**得分**
≥ 70 岁	1	

计算总分：以上 3 部分总分≥ 3 分，存在营养风险，开始营养支持

注：BMI 为体重指数；APACHE Ⅱ为急性生理与慢性健康评分

对于重症患者需结合 NUTRIC 评分，其评估内容包括患者年龄、疾病严重程度、器官功能情况、并发症、炎症指标及入住 ICU 前的住院时间等。6 项指标分别赋值，总分相加即为 NUTRIC 分值，总分 0 ～ 5 分为低营养风险组，6 ～ 10 分为高营养风险组。无白细胞介素 –6（IL–6）指标时，总分 0 ～ 4 分为低营养风险组，5 ～ 9 分为高营养风险组，得分越高表明患者死亡风险越高。具体评分方法见表 11-2。

表 11–2 危重症营养风险（NUTRIC）评分

指标	参数范围	分值	得分
年龄（岁）	＜ 50	0	
	50 ～ 74	1	
	≥ 75	2	

续表

指标	参数范围	分值	得分
APACHE Ⅱ评分（分）	＜ 15	0	
	15 ～ 19	1	
	20 ～ 27	2	
	≥ 28	3	
SOFA 评分（分）	＜ 6	0	
	6 ～ 9	1	
	≥ 10	2	
合并症（个）	0 ～ 1	0	
	≥ 2	1	
入住 ICU 前住院时间（d）	＜ 1	0	
	≥ 1	1	
IL-6（改良版不含）（ng/L）	＜ 400	0	
	≥ 400	1	

计算总分：NUTRIC 评分≥ 6 分 / 改良版 NUTRIC 评分（不含 IL-6）≥ 5 分定义为高营养风险

注：APACHE Ⅱ为急性生理与慢性健康评分；SOFA 为序贯器官功能障碍评分；IL-6 为白细胞介素 -6

2. 营养干预　结核病患者能量需求增加，即使在抗结核治疗和饮食充足的情况下，结核病患者由于氨基酸分解代谢率升高及蛋白质合成阻断，即使其体重增加或不再减低，但其蛋白质合成仍受限。因此，结核病患者营养支持治疗应给予高能量、高蛋白饮食，其能量推荐摄入量大于其他原因的重症患者，为 35 ～ 50kcal/（kg·d）。但由于危重症患者的特殊性，供给过高的营养底物不仅不能迅速改善结核重症患者的营养状态，还有可能引起高血糖、高碳酸血症、胆汁淤积与脂肪沉积等一系列代谢紊乱，故应在危重症早期使用低热量营养策略；其后，根据病情恢复情况，再逐渐增加热量。总之，根据患者病情提供能量，避免过高或过低的能量摄入。

结核病患者需要摄入更多的蛋白质，给予营养支持治疗时，能量和蛋白质需求不会以平行的方式发生变化，应将它们分开考虑。给予过多的能量会造成过度喂养，因而是有害的，而增加蛋白质摄入量可能对重症患者有益。日常实践中对大部分入住 ICU 的结核病患者提供的蛋白质的量都小于丢失量。ESPEN 指南建议给予入住 ICU 的结核病患者 1.2 ～ 1.5 g/(kg·d)的蛋白质，但为减轻肾的负担，肾功能不全患者蛋白摄入量应在 0.8 ～ 1.0g/（ kg·d ）。

十、哪些人群需要谨慎给予营养治疗

1. 血糖不稳定的患者　严重高血糖（＞ 10mmol/L）、显著的血糖变异性（变异系数＞ 20%）、轻度低血糖（＜ 3.9mmol/L）与死亡率增加之间存在密切联系。目前的建议是当血糖＞ 10mmol/L 时开始胰岛素治疗，推荐采用持续静脉胰岛素输注，根据血糖波动情况随时调整胰岛素剂量。血糖不稳定患者需要频繁测定血糖，一般 48 h 之后达到稳定状态后测定频率可以减少。建议避免静脉输注大剂量葡萄糖［＞ 4mg/（ kg·min ）］。

2. 合并严重心血管疾病患者　对于处于休克状态的危重患者，使用早期肠内营养相较于肠外营养不仅不能降低死亡率或二次感染风险，反而会增加消化系统并发症。对血流动力学不稳定的重症患者使用早期肠内营养必须谨慎，早期肠内营养对患者预后没有改善，且消化系统并发症的发生风险增加。

3. 对于肝肾功能不全或衰竭的患者　应个性化给予适当的营养

支持治疗，即减少蛋白质摄入量，减少磷摄入量，减少 / 监测钠摄入量，监测钾摄入量，避免加重肝肾功能不全。

十一、哪些危险因素会引起术后感染

相关研究发现，年龄＞ 60 岁、完全卧床、血糖控制不佳、低蛋白血症等因素是结核患者术后感染的危险因素。

十二、住院期间如何管理

1. 术后密切观察患者的生命体征及四肢感觉、运动状况，补充足够的液体量，予以营养支持及内科治疗。

2. 继续应用抗结核药物治疗。

3. 当引流量＜ 50 ml/d 时，可以拔除引流管。

4. 积极预防下肢深静脉血栓，尤其是合并有瘫痪等长时间卧床者。

5. 定时伤口换药，预防伤口感染。

6. 定时翻身叩背，避免出现压疮。

7. 鼓励咳嗽、咳痰，预防坠积性肺炎的发生。

8. 适量饮水，尽早训练患者膀胱功能，术后尽早拔除尿管，防治泌尿系统感染。

9. 按摩腹部，按胃肠道解剖走向环形按摩腹部 5 ～ 10min，可被动促进胃肠道蠕动和排气。

10. 鼓励患者尽早活动四肢，并根据情况决定早期康复训练。

十三、腰椎结核患者日常生活中需要注意什么

1. 服药的依从性　医师和患者家属需要共同监督患者规律地服用抗结核药物，这是治愈疾病的重要措施。一般术后坚持服药 6 ～ 12

个月，并定期复查肝、肾功能和血常规。

2.6个月内避免弯腰 禁止做脊柱旋转运动，1年内避免负重，不提重物，减少胸腰椎间盘承受的压力。卧床期间逐步增加床上活动，预防卧床并发症。同时注意房间阳光充足，营养合理，定期复查。

3.饮食 患者因长期大量消耗，加之食欲缺乏，导致体质较弱、抵抗力低下，所以对患者加强营养十分重要，应特别注意蛋白质的补充。患者宜进食高蛋白、高维生素、高热量、高钙低脂饮食。食物种类宜清淡、爽口、少油腻，如肉类、蛋类、新鲜蔬菜、水果等。抗结核治疗期间，不宜食用深海鱼，以免引起过敏反应。服用利福平时不宜同时饮用牛奶，以免影响药物吸收。

4.运动 尽量减少患者活动，鼓励患者卧硬板床，减少下床活动次数，重症患者还需减少卧床翻身次数，多采取平卧位。若患者有贫血症状，需要尽早纠正贫血和低蛋白血症，必要时输血和白蛋白。

5.生活方式 注意防止受凉，鼓励患者多饮水、多食含纤维素丰富的食物。保持大便通畅，必要时进行灌肠治疗。卧床时间较久的患者，应积极预防压疮产生。按时按量服用抗结核药物以保证药物疗效。对睡眠障碍者，注意保持环境安静、空气流通，必要时可使用镇静药以保证睡眠。

6.情绪心理 心理因素对疾病的康复至关重要，避免患者产生悲观、绝望情绪。平时多与患者交谈，及时发现其异常行为表现。及时将病情及治疗、护理、预后情况详细解释给患者，让患者及时了解治疗进展，从心理上把对疾病的消极因素转化为促进康复的动力。

十四、哪些表现提示可能存在术后复发

1.再次出现结核中毒症状，伤口反复渗出、流脓等。

2.X 线片提示内固定松动。

3.CT 或 MRI 提示局部病灶破坏增大。

4.实验室指标，包括红细胞沉降率、C 反应蛋白等指标升高。

十五、术后复发的危险因素有哪些

1.抗结核药物治疗不规范。

2.手术时机把握不适当。

3.手术方式选择不合理。

4.患者自身免疫力差造成脊柱结核复发。

5.耐多药菌株不断增多。

参考文献

顾明，陈珍珍，李旭，等，2014.胸腰椎结核患者的围手术期护理体会 [J]. 颈腰痛杂志，35(6):461-464.

李栎鑫，2022.营养干预对手术治疗老年胸腰椎结核预后的影响 [D]. 重庆医科大学.DOI:10.27674/ d.cnki.gcyku.2022.001086.

张宏其，李亮，许建中，等，2022.中国脊柱结核外科治疗指南 (2022 年版)[J].中国矫形外科杂志，30(17):1537-1548.

ABOU-RAYA S, ABOU-RAYA A, 2006. Spinaltuberculosis:overlooked? [J]. J Intern Med, 260(2): 160-163.

第 12 章

腰椎感染

一、什么是腰椎感染

腰椎感染性疾病根据病原微生物的不同可分为非特异性感染（即化脓性腰椎感染）和特异性感染或肉芽肿性感染，主要包括腰椎结核（具体见第 11 章）、布鲁氏菌性腰椎感染等。本章主要介绍化脓性腰椎感染及布鲁氏菌性腰椎感染。

化脓性腰椎感染包括化脓性椎间盘炎、椎体骨髓炎和硬膜外脓肿。患病人群多为 50 岁以上成年人，发病率随年龄增长而增加。诱发因素包括糖尿病、营养不良、物质滥用、HIV 感染、恶性肿瘤、长期使用类固醇、慢性肾衰竭、肝硬化和败血症。

布鲁氏菌性腰椎感染好发于腰椎，多累及 1 个腰椎节段，当累及连续 2 个节段时往往出现神经功能受损。患者病灶局部常具有明显疼痛，患者多有牛羊生肉、皮毛等接触史或疫区暴露史，或有明确的牛羊接触史。

二、腰椎感染时会发生什么

（一）化脓性腰椎感染

化脓性腰椎感染因累及不同位置而有不同表现。

当感染主要累及椎间盘时则表现为椎间盘化脓性感染，可分为原发性椎间盘化脓性感染和继发性椎间盘化脓性感染。对于原发性椎间盘化脓性感染，患病儿童常有寒战、高热、食欲不佳、神情淡漠等全身中毒性症状及局部疼痛；成人全身症状不明显，腰区深部可有隐痛或阵发性疼痛，常向下腹部、腹股沟、臀部或下肢放射性疼痛。继发者多为椎间盘手术后，若感染发生在术后数日之内，则常具有明显的感染症状。多数患者表现为发热、寒战，腰部切口剧痛、红肿，切口局部有脓肿、不愈合，腰腿疼痛术后无明显减轻甚至出现疼痛加重；若感染发生在术后 1 ～ 8 周，患者多体温正常，患者腰腿疼痛术后减轻后再次加重，局部可有深压痛及叩击痛。

外伤或医源性引起的急性骨髓炎，一般全身症状较轻，感染多较局限且较少发生败血症，除非有严重并发症或大量软组织损伤及感染等，但应防止厌氧菌感染。一般临床表现：早期患病部位可有剧烈疼痛和跳痛，肢体因疼痛而活动受限。当局部感染加重，骨质遭到破坏、脓肿突破骨膜至皮下时，可触及波动感；若脓肿穿破皮肤后形成窦道，则易经久不愈。

硬膜外脓肿是一种少见的腰椎感染类型。最常见的致病菌包括甲氧西林敏感金黄色葡萄球菌、耐甲氧西林金黄色葡萄球菌。潜在感染途径有医源性接种或感染、血行传播及附近感染组织播散。硬膜外脓肿不易早期诊断，早期可有发热、背痛等；若治疗不及时则可出现肌无力、括约肌失禁、感觉缺失甚至瘫痪。

（二）布鲁氏菌性腰椎感染

布鲁氏菌性腰椎感染主要临床表现为发热、乏力、夜间盗汗、厌食、头痛、肝脾大、关节疼痛、腰背痛等全身及局部症状，多数患者以腰痛就诊。流行病学有直接或间接牲畜接触史。可见腰椎病变椎间隙变窄，椎体和椎间盘信号异常，骨质破坏及硬化、"花边椎"、死骨和局限性椎旁脓肿等影像学表现。

三、为什么会发生腰椎感染

1. 化脓性腰椎感染　细菌可通过以下 3 种途径到达脊柱并感染腰椎：①从远处血源性传播；②创伤（损伤或手术）后直接外部接种；③从邻近组织播散。血源性播散是儿童和成人脊椎骨髓炎最常见的传播途径。动脉传播途径比静脉途径更常见，通常来自皮肤、呼吸道、泌尿生殖道、胃肠道或口腔等引起菌血症。病原菌主要为金黄色葡萄球菌，其次为乙型链球菌、白色葡萄球菌，偶尔为大肠埃希菌、肺炎球菌、铜绿假单胞菌、流感嗜血杆菌等。腰椎椎体及骨髓大量但缓慢的血液供应使其特别容易受到细菌接种和感染。成人的椎间盘无血管，细菌侵入椎间盘附近软骨下区域的动脉末端。与成人相比，儿童感染更容易传播，因为终板中的血管也会延伸至椎间盘。在儿童中，细菌接种是通过椎间盘间隙中持续的血管通道进行的，菌血症后可能发生化脓性椎间盘炎。然后，感染通过终板直接扩散到椎体。一般来说，任何导致微生物循环到血流（菌血症）的疾病，如手术或更良性的事件，如刷牙或静脉穿刺，都可能导致血源性椎间盘炎。泌尿道感染（通常在泌尿生殖系统操作后）是一过性菌血症和后续腰椎感染的最常见来源。直接接种引起的继发性腰椎感染可能发生在腰椎手术或微创腰椎操作（如化学核溶解或椎间盘造影）后，或腰椎区域穿透伤后。考虑到脊柱的脉管系统，相同的血管在椎弓根分叉供血给两个相邻的椎骨终板；因此，在大多数情况下，感染累及两个相邻的椎体及其中间椎间盘。

2. 布鲁氏菌性腰椎感染　牛、羊、猪是动物布鲁氏菌病的主要传染源，也是人布鲁氏菌病的主要传染源。人对布鲁氏菌普遍易感，无年龄和性别差异，主要取决于免疫状态、感染途径、染菌载量、染菌种型等多种因素。人感染布鲁氏菌主要为直接接触感染，如动物接产、屠宰、畜肉加工。病菌从接触处的破损皮肤进入人体。

四、腰椎感染患者有哪些实验室检查

对于脊柱感染，病史和体检结果对该病的诊断非常重要。

1. 化脓性腰椎感染　实验室检查可为诊断提供重要参考。常可以观察到的血象变化包括白细胞计数升高、红细胞沉降率（ESR）增高、血白细胞及 C 反应蛋白（CRP）升高。

2. 布鲁氏菌性腰椎感染

（1）免疫学试验：主要有布鲁氏菌病凝集试验、酶联免疫吸附试验（ELISA）、2-巯基乙醇（2-ME）试验、补体结合试验、人球蛋白免疫试验、皮内试验及其他免疫试验（反向被动血凝试验、反射免疫、间接免疫荧光试验等），可帮助确诊及鉴别诊断。

（2）血液学检查：与化脓性腰椎感染相似。

（3）血清学检查：该方法是实验室诊断布鲁氏菌病的唯一阳性指标，血清凝集试验阳性检出的符合率为 93.8%，滴度为 1∶80 或更高提示布鲁氏菌病诊断；应用抗菌药物治疗 4 个月后滴度为 1∶160 或更高，说明感染复发或耐药，其敏感性在急性期高于慢性期，但阴性者也不能排除布鲁氏菌病。

3. 诊断标准　目前确诊感染的金标准是血或局部组织的细菌培养，对所有获取的标本，均应进行厌氧、需氧、真菌、杆菌等培养以提高细菌培养检出率。需要指出的是，血培养的阳性率低于通过穿刺获得组织标本培养的阳性率，尤其注意使用抗生素后获取标本的细菌培养阳性率将降低。

五、腰椎感染患者影像学上有哪些表现

（一）化脓性腰椎感染

MRI 被公认为脊柱感染成像的金标准。据报道，MRI 的敏感性

为96%，特异性为92%，准确率为94%，优于任何其他放射学技术。MRI的主要优势在于，当其他方式（如X线检查）仍然正常时，它可用于早期发现感染或非特异性（如核医学研究）。为了评估可能的感染，MRI应覆盖整个脊柱轴，并应包括脂肪抑制 T_2 加权成像（T_2WI）或短时间反转恢复序列（STIR）图像和脂肪抑制 T_1 加权成像（T_1WI），以增加对比增强的显著性。感染通常始于椎体前外侧、靠近终板，然后扩散到椎间盘和邻近椎体。成人感染的最早体征是骨髓信号改变，表现为 T_2 高信号、T_1 低信号和造影增强，沿终板更明显。之后，可见终板清晰度丧失。感染可进展并导致邻近终板皮质连续性丧失，椎体进行性破坏及软组织浸润，向后延伸至硬膜外腔，横向延伸至椎旁区域。关节突和小关节可能在后期受累。反应性骨改变、新骨形成、硬化、脊柱后凸和强直是感染过程的晚期变化。在儿童中，由于可以直接接种椎间盘，因此最初的发现是椎间盘高度降低和造影剂增强，其次是相邻椎骨脱矿质、终板不规则和连续椎体破坏。诊断化脓性椎间盘炎的总体发现是椎骨骨髓水肿、椎间盘 T_2 高信号、椎间盘信号增强和硬膜外/椎旁炎症。除这些表现外，化脓性椎间盘炎可能出现非典型表现，例如缺乏早期骨髓信号和终板改变，受累单个或相邻的2个椎体之间没有椎间盘，以及类似转移的离散增强骨病变。

尽管MRI被公认为脊柱感染成像的金标准，但MRI可能滞后于临床表现，延迟4～8周，甚至在抗生素治疗和疾病反应开始后数月。

X线检查和CT对早期阶段具有一定的诊断价值，两者常在出现症状后的3周左右用来评估骨坏死与重建的发生。在疾病进展过程中，X线检查可以发现可能隐藏在CT中（仰卧位）的早期不稳定。如果需要外科手术，应进行CT检查以了解椎体破坏程度和制订术前计划。

（二）布鲁氏菌性腰椎感染

MRI 是布鲁氏菌性腰椎感染诊断的首选检查。布鲁氏菌性腰椎感染的局部病变早期 MRI 可以显示病灶明显均匀强化，当骨质破坏逐渐加重并累及整个椎体时，椎体呈长 T_1 和长 T_2 信号，一般很少有死骨形成及椎体塌陷，极少有脊柱后凸畸形，这可与脊柱结核相鉴别，见图 12-1。布鲁氏菌性脊柱炎累及椎间盘时，椎间盘可表现为长或等 T_1 和稍长 T_2 信号影，增强扫描病灶边缘呈不均匀环形强化，一般椎间隙狭窄不明显或仅为小部分轻度狭窄。

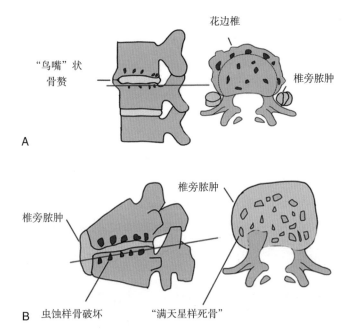

图 12-1　**布鲁氏菌性腰椎感染、结核杆菌性腰椎感染椎体病变**

A. 布鲁氏菌性腰椎感染：具有典型的"鸟嘴征"，水平面观观示边缘型骨质破坏最常见，呈"花边椎"表现，椎旁脓肿较轻；B. 腰椎结核：侧面观和水平面观示病变以溶骨性破坏为主，骨质增生不明显，其内可见大小、数量不等的"死骨"，椎旁脓肿较严重

X线检查需在发病后8周或更长时间才可观察到其变化，椎体骨质增生是布鲁氏菌性腰椎感染的主要特点，椎体边缘骨质硬化、增生性骨刺或骨桥形成，呈现典型的"鸟嘴征"；一般仅能观察到椎体边缘骨质轻度破坏，破坏多发生在椎体边缘，病变数周后病灶呈"虫蚀样"改变，较大病灶呈"岛屿状"。当发生骨破坏时，破坏区域常出现反应性新生骨形成，该种影像表现被称为"花边椎"，这是布鲁氏菌性腰椎感染的特征性表现，可与腰椎结核相鉴别。

六、腰椎感染需要与哪些疾病相鉴别

在某些情况下，腰椎感染的症状可能与其他脊柱病变的症状非常相似，因此需要进行鉴别。特别是在没有发热的老年患者中，误诊很常见。腰椎感染应与脊柱肿瘤、椎管狭窄、髓核突出和单纯肌肉拉伤相鉴别。MRI有助于区分椎管狭窄和髓核突出与感染，因为每种病理的影像学检查结果都是独一无二的。除影像学检查外，临床评估也有助于区分机械性疼痛（伴或不伴神经系统症状）与感染。典型的机械性背痛和腰椎感染引起的疼痛之间有一些显著特征；在肌肉扭伤引起的机械性背痛患者中，直立姿势和日常活动时疼痛加重；相反，在腰椎感染患者中，无论活动如何，疼痛都是持续的，并且在休息和夜间可能会加重。腰椎肿瘤和感染之间的鉴别诊断更加困难和复杂。通常，临床表现、影像学表现和实验室检查尚无定论。在这些情况下，需要活组织检查，因为它是区分这两种情况的唯一可靠方法。

七、腰椎感染患者应如何就诊

原发性腰椎感染一般发病隐匿，最初常以腰痛出现，通常就诊于骨科、针灸科、推拿科、骨伤科、疼痛科。当确诊后经非手术治疗不能好转及继发于腰椎手术的感染，需尽快就诊于骨科（脊柱外科）以求进一步治疗。

八、腰椎感染如何治疗

不同类型的腰椎感染，治疗有所不同。

（一）化脓性腰椎感染

1. 化脓性椎间盘炎

（1）非手术治疗：大多数化脓性椎间盘炎患者通过非手术治疗可避免手术治疗。急性期可卧床、骨盆牵引，早期根据脓液和按常见的金黄色葡萄球菌感染，给予足量有效的广谱抗生素，主要抑制革兰染色阳性菌生长。然后根据血培养或脓液培养和药物敏感试验结果选用有效抗生素。单纯性椎间盘炎一般通过静脉治疗 1 周和抗生素治疗共 6～8 周后愈合理想。为消炎、消肿，在大剂量抗生素的控制下，可给予地塞米松每日 5mg 以防感染加重或椎体骨髓炎穿破硬膜致脑膜炎。

（2）手术治疗：手术治疗的指征为神经受压、脊柱不稳定、脊柱畸形和非手术治疗失败。手术治疗的目标是积极清创以维持脊柱的稳定，包括椎旁脓肿引流或感染灶切除，在出现内在或明显的神经功能缺损和脊柱不稳定 / 畸形的情况下充分减压和稳定，以及促进骨愈合。

目前常用的手术方法有以下 2 种。

1）二次手术病灶清除术：经非手术治疗效果不佳时，需彻底清除病灶内感染组织，术后用大量生理盐水冲洗，病灶内部可填充含抗生素的生物材料以抑制病灶局部残留病菌，术后常规放置引流管，便于冲洗和引出渗液，同时静脉滴注抗生素治疗，直至患者症状和体征消失，引流管无渗液或少量清亮渗液后拔管，出院后继续口服抗生素2周。本方法经原切口进入病灶，不增加患者身体组织损伤，避免形成多处手术瘢痕且术野显露充分，可以彻底清除感染灶，避免损伤神经根和硬膜等。术后充分引流，还可以抗生素局部冲洗，抗生素直达患处。缺点为手术创伤较大、术后恢复慢等。

2）前方入路或侧方入路病灶清除植骨融合术：前方入路或侧方入路进入病灶，可彻底清除周围感染组织，使受压神经得到充分减压，术中充分冲洗病灶，对不稳定椎体进行植骨融合术。该方法疗效确切，术后恢复快。该方法为本病常用式式。患者术后疼痛缓解明显，在腰围保护下，术后3天左右可自行翻身，术后2个月左右可恢复正常生活。目前可认为该术式是本病的最佳手术方法。

2. 化脓性椎体骨髓炎

（1）非手术治疗：化脓性椎体骨髓炎基础治疗是静脉输注抗生素+口服抗生素，以及脊柱制动。通常，静脉给予抗生素5周左右，大多数患者需继续口服抗生素2～6周。若患者存在败血症，则需经验性用药，常选择广谱抗生素（如万古霉素、头孢吡肟），所选择抗生素应涵盖耐甲氧西林金黄色葡萄球菌和革兰阴性杆菌。待获取培养结果后选用敏感抗生素。应用抗生素的疗程取决于病菌种类、患者症状、局部病灶的愈合程度及内固定装置是否继续留在体内。

（2）手术治疗：化脓性骨髓炎手术治疗的主要目的是清除死骨，去除坏死组织。手术治疗可作为本病的辅助治疗，主要是清除大的死骨、炎性病灶或维持腰椎稳定，防止病情进一步发展。单纯的手术消除炎症不彻底，在患者体质虚弱时必然会复发。因此，手术治疗后也应继续非手术治疗，静脉应用或口服抗生素。

1）前路清创术：又称斜腹膜后入路，主要适用于腰椎骨髓炎和（或）腰大肌脓肿患者。术中，患者取侧卧位，并通过成像识别受影响的椎体。椎体通过4 cm切口进入，穿过腹外斜肌、腹内斜肌和腹横肌。椎体和邻近椎间盘被移除，并用填充的合成钛或聚醚醚酮（PEEK）骨移植物代替，以重建正常的脊柱曲率。然后，患者行椎弓根螺钉固定术。许多患者可立即缓解疼痛并减少发热，前侧入路可最大限度地减少对椎旁肌肉和骨骼的损伤。然而，有研究表明 10% 的患者感染复发，6.3% 的患者需行翻修手术，14.6% 的患者死亡。

2）一期后路清创术：当腰椎受累和（或）存在硬膜外脓肿时，最常使用这种操作。后路清创术采用后中线切口，切除腰椎小关节突和椎板，然后切除病变椎骨，随后放置 PEEK 骨移植物，最后使用螺钉和杆固定来矫正后凸畸形。后路手术可通过放置椎弓根螺钉进行刚性固定。

3）一期前后联合入路：当椎体终板有明显破坏 / 侵蚀，以及仅后路无法充分显露受影响的椎体时，应采用前后联合入路。在前路手术中，患者在侧卧位手术，在后路手术中以俯卧位进行手术。首先，通过后中线切口放置稳定的经椎弓根螺钉。随后是病变椎骨的前 / 腹膜后切除。然后放置一个带有骨移植物的钛网笼以稳定。患者的神经系统状况得到改善，疼痛立即缓解。此外，联合方法可直接切除受感染的椎体，缩短脊柱固定时间，改善关节活动度，并更好地矫正矢状畸形。

3. 硬膜外脓肿　对大部分脓肿患者，抗生素＋脓肿引流等可以获得较好的治疗效果。抗生素应用原则同前。需要进行手术引流的硬膜外脓肿指征为进展性的神经功能障碍。此类患者在进行开放引流时可以选择做或不做固定。

（二）布鲁氏菌性腰椎感染

1. 药物治疗　目前，布鲁氏菌性腰椎感染主要采用抗生素治疗，临床中联合应用多西环素、利福平和链霉素 3 种抗菌药物取得较好的疗效；对于难治性或重症患者可在原治疗方案基础上加用头孢曲松或左氧氟沙星。

2. 手术治疗 目前，主要手术入路包括前后路联合手术、前方入路手术及后方入路手术。前后路联合手术可从前方清除病灶、椎间植骨，同时后路内固定手术治疗；前方入路为经下腹部斜切口腹膜后入路病灶清除及内固定术。这两种前方入路手术病灶清除较彻底，椎间植骨较充分，但这两种手术入路手术伤口均较长，对腰椎稳定性影响较大，增加术中出血的可能性，且术后恢复时间相应延长。后方入路手术经后路病灶清除、髂骨取骨植骨融合、经椎弓根螺钉内固定手术内固定钉棒系统形成脊柱三柱稳定。其固定作用对于病灶亦有预防扩散及复发作用，对脊柱矫形、复位及生理曲度的恢复均能提供较满意效果。

九、腰椎感染患者应用抗生素多长时间为宜

化脓性腰椎感染抗菌治疗的最佳持续时间争议较大，大多数学者建议应用抗生素治疗4～6周，而其他人则建议长达3个月。一项研究表明，6周的抗生素治疗与12周的治疗同样成功和安全。当临床症状明显改善、炎症标志物恢复正常时，可停用抗生素治疗。

对于由布鲁氏菌病或结核杆菌引起的腰椎感染，需要更长时间的抗生素治疗。尽管确切的最佳持续时间尚不清楚，但布鲁氏菌病感染患者应使用抗生素3～6个月，脊柱结核患者应使用更长时间的抗生素，通常建议使用9～12个月的抗生素治疗来根除分枝杆菌感染，一般前2个月需使用4种药物方案预防复发，之后使用2种药物维持治疗。

对于真菌感染的治疗持续时间没有具体的指导方针，在这些情况下，考虑到抗真菌抗生素的不良反应和临床对治疗的反应，建议采用更个性化的治疗方法。

对于不排除脓肿或脊柱置入物感染患者，建议延长治疗时间。

与成年人类似，对于儿童治疗的持续时间没有具体的指导方针。儿童常用的治疗方案包括静脉注射抗生素 1～3 周，直到临床症状和实验室检查结果明显改善，然后再口服抗生素 1～3 周。

十、术后发生手术部位感染怎么办

术后晚期感染通常建议通过移除置入物进行治疗。首先，鉴于已经实现了骨性融合，完全清创是可行的，因为如果不移除器械，脊柱内固定装置正下方等区域相对难以进入。此外，术后晚期感染通常是由形成生物膜的微生物所致，例如凝固酶阴性的葡萄球菌或痤疮角质杆菌。在迟发性脊柱感染清创期间，保留器械可导致 50% 的术后感染率。然而，评估是否发生了骨融合并不那么容易，因此，应权衡根除生物膜的益处与通过移除固定而破坏脊柱稳定性的风险。如果骨融合尚未实现，使用骨移植物（自体移植物或同种异体移植物）进行骨融合，则不会增加术后感染率。

十一、接受腰椎融合手术的患者怎样进行术后康复

1. 心血管功能锻炼　全身有氧运动通常是术后康复的主要内容。增加有氧运动会对长期健康产生积极影响，而不会增加腰椎手术后的背部疼痛症状。有氧运动通常是步行，在腰椎手术的康复中很常见。如果患者的行走耐受性受到其症状的限制，卧式自行车可用于在术前增加心血管健康。水上运动也可有效增加心血管健康，并具有浮力腰椎牵引以及下肢压迫以对抗肿胀的好处。

2. 按摩疗法　按摩疗法通常用于术后，以减少炎症、减轻疼痛并促进患者康复。压力和触摸被认为可以通过恢复淋巴引流、改善血液循环、延长短或紧结缔组织、放松紧张的肌肉和舒缓神经系统来促进这些变化。建议患者家属考虑将按摩作为术后融合康复的一

种治疗选择，以减轻术后疼痛，减少焦虑和紧张。需要指出的是按摩时不能过于用力，对处于血液高凝状态的患者不建议按摩，以防栓子脱落。

3. 增加核心肌群锻炼　长期以来，核心肌群锻炼一直是物理治疗的基石。核心肌群是指位于腹部前后环绕着身躯，负责保护脊椎稳定的重要肌肉群，主要有多裂肌（深层）、腹横肌、腰大肌、腰方肌、腹内斜肌后部、横突间肌、棘间肌、回旋肌、横膈膜及骨盆底肌等。核心肌群锻炼可以避免在后腰椎椎体间融合手术后出现由于椎旁肌肉去神经支配而引起的肌肉萎缩。在此主要推荐两种适合术后功能训练的方法。第1种是患者扶住椅子进行平板支撑训练，平板支撑有助于稳定和加强腹横肌，这些肌肉位于躯干下方，环绕着脊柱，它们在腹直肌（平时所说的"六块腹肌"）的下方，其功能是保护脊柱。步骤如下：①将椅子靠墙放在远离其他家具的安全位置，把椅子的座位对着自己。②面向椅子站立，双手掌根扶在椅子上，尽量让双手接近椅子前脚上方顶端。③将双足向后移动，直到头部、肩部、髋部和双足呈一条直线。④调整双足与椅子之间的距离，使自己能够保持舒适的姿势。⑤双肘伸直，目视前方。双手应保持在肩部的正下方，足跟并拢。⑥根据自己的能力尽可能长时间地保持这个姿势，集中注意力将腹部向内朝脊柱的方向收紧，重复练习3～5组。

第2种是坐姿提膝训练。膝关节上抬可以训练下腹部的肌肉和腹横肌，其作用是维持躯干的核心稳定性。①坐在椅子前方边缘部分；②保持上半身直立，想象从头部到髋部都在被伸展拉长；③保持控制、动员下腹部的肌肉，将膝关节向上抬离地面7.6～10.2cm（3～4in），维持该姿势5s；④将该侧腿向下放回地面，换另一侧腿重复动作；⑤开始练习时可以每侧腿重复练习6～8次，随后慢慢可以增加到10～12次。

十二、接受腰椎融合手术的患者何时进行术后康复训练

大多数研究发现，在 3 ～ 6 个月的时间范围内进行早期康复训练可提高早期功能和症状控制。研究发现在 3 个月的时间内康复训练可以更早地恢复功能性运动，以便能够正常工作和日常生活活动，同时改善心理和社会心理变量。具体康复训练时间评估需结合患者合并症、术前体能失调、年龄、残疾、吸烟、继发性骨科问题、心理社会障碍［如回避恐惧和（或）抑郁］、患者安全独立运动的能力及疼痛控制等，并且需要在接近 2 ～ 3 个月的时间内开始治疗，以使患者融入康复训练方案。

最后，对于日常管理，患者多体质较弱、抵抗力低下，所以对患者加强营养十分重要，应特别注意蛋白质的补充。此时应多摄入高蛋白、高维生素、高热量、高钙低脂饮食。日常应注重补充维生素 C，其有利于降低血管渗透性，也有利于减少病灶渗液。此外，B 族维生素对神经系统及胃肠神经有调节作用，可大量补充。应摄入清淡、爽口、少油腻食物，如动物瘦肉、蛋类、新鲜蔬菜和水果等。患者还应保持伤口及居住环境清洁。另外，保持心情愉悦有助于提高机体免疫力。

参考文献

地里下提·阿不力孜，范俊，马良，2022. 布鲁氏菌性脊柱炎诊断及治疗专家共识 [J]. 中国防痨杂志，44(6): 531-538.

牛宁奎，费骏，贺西京，等，2022. 脊柱感染性疾病的规范诊断与治疗 [J]. 中华骨科杂志，42(15) : 968-980.

中国防痨协会骨关节结核专业分会，中国华北骨结核联盟，中国西部骨结核联盟，2022. 布鲁氏菌性脊柱炎诊断及治疗专家共识 [J]. 中国防痨杂志，44(6): 531-538.

BABIC M, SIMPFENDORFER C S, 2017. Infections of the spine[J]. Infect Dis Clin North Am, 31(2):279-297.

第 13 章

腰椎软组织炎症

一、什么是腰椎软组织炎症

　　腰椎软组织炎症是一类复杂多样的疾病，常导致腰痛和功能障碍。临床上患者出现腰椎软组织炎症的症状主要是由于长期慢性的过度劳累和劳损导致腰部筋膜组织出现炎性渗出和炎性改变，这是一种无菌性炎症。常见的腰椎软组织炎症包括腰背部肌筋膜炎和棘上韧带炎。

　　腰背部肌筋膜炎，又称为"腰背部纤维织炎"或"腰背部肌筋膜疼痛综合征"，其发病机制主要是由于长期处于潮湿、阴冷环境，不良的生活习惯、机体慢性劳损，或外伤后处理不当，导致背部肌筋膜及肌肉发生病理改变，如充血、水肿、炎性渗出等，进而引起肌筋膜粘连、纤维化甚至钙化，最终形成反复发作的炎症疼痛状态。这种炎症发生在背部肌筋膜组织中，主要表现为背部肌肉、软组织酸麻胀痛感，局部肌肉僵硬，按压局部可出现明显压痛点，且局部软组织呈现条索状或结节样改变。

　　棘上韧带炎是指脊椎骨棘突之间的棘上韧带和棘间韧带发生炎症。棘上韧带位于较浅的位置，而棘间韧带位于较深的位置。长期弯腰工作或进行提拉杠铃等力量练习会使腰背部的棘上韧带处于紧绷状态，从而导致棘上韧带的慢性劳损和急性损伤，进而发展为棘上韧带炎。严重情况下，部分棘上韧带从棘突上剥脱或分离，患处会出现持续性疼痛和压痛。这种情况通常发生在胸腰椎交界部位。棘上韧带炎患者的主要表现包括早晨起床时背部僵硬、发硬，腰背部疼痛，其中以酸痛为主，有时也会感到针刺样疼痛或胀痛感。疼痛可能向颈部、臀部和骶部扩散。严重患者可能不敢仰卧，颈部或腰部的活动受限，尤其是侧弯屈曲和旋转受限最为明显。慢性棘上韧带炎患者由于长期炎症刺激，还可能感到患处无力和酸软的症状。

二、腰椎软组织炎症时会发生什么

腰椎软组织炎症是一种引起腰椎区域炎症和损害的疾病，可能导致一系列不同的症状和体征。了解这些症状和体征对于早期诊断和有效治疗至关重要。急性疼痛通常发生在急性创伤时，疼痛剧烈，常伴有烧灼感或刺痛感。患者对自身疼痛的感知明显，通常需要对症治疗来缓解症状。

1.慢性疼痛　可分为以下几种情况。

（1）固定的压痛点：疼痛是由肌肉或筋膜内的某一固定触发点引起的局部疼痛。触发点通常位于肌肉附着处或肌肉交叉处。触发点可能是活跃的（自发疼痛）或潜伏的（受到刺激时疼痛）。长期刺激后，被压迫时可引起特征性的疼痛，以及一些罕见的自主神经紊乱现象（如感觉寒冷、出汗、心悸、鼻炎、流泪和红斑）。长时间的静止或过度活动都可能引发疼痛，病程长，并且症状可能因劳累和气候变化而加重。疼痛通常在早晨起床时最为严重，白天轻微，傍晚时再次加重。而棘上韧带炎主要是由于棘上韧带部位的炎症所致，炎症会对皮肤组织或韧带造成刺激，从而引起脊柱中央的疼痛感。

（2）局限性疼痛：腰背部肌筋膜炎引起的疼痛通常表现为局部的钝痛、酸胀感，同时患者活动受限。疼痛区域的肌肉常表现出肌紧张、痉挛和僵硬等症状，有时在体格检查时可以触及硬结。

（3）缺血性疼痛：主要表现为在受寒、长期肌肉劳损后，腰背部肌肉血流减少时出现的疼痛，尤其在早晨明显，活动后有所减轻。长期保持同一姿势（如坐位）工作，肌肉容易出现疼痛。

（4）不典型症状：腰背部肌筋膜炎还可能引起不明原因的盆腔和尿道疼痛，称为女性尿道综合征，通常被认为是肌筋膜炎疼痛的变异表现。

（5）僵硬：指早上起床后背部出现相应的症状，与炎症刺激有一定关系。

（6）活动受限制：主要出现在棘上韧带炎和腰背部肌筋膜炎未经有效治疗且持续加重的情况下。颈部或腰部的活动受到特别限制，尤其是以前的侧屈和旋转明显受限。

（7）酸软症状：腰椎软组织炎症患者由于长期的炎症刺激，会感到腰背部酸软的症状。这种长期的炎症反应还可能间接影响患者的情绪，如烦躁易怒。

2. 常见并发症

（1）脊柱不稳定：腰背肌对于保持脊柱稳定非常重要。当出现肌筋膜炎等情况时，患者可能因为担心增加腰背肌的负荷而引起疼痛，导致腰背肌缺乏锻炼，从而发生失用性萎缩，使脊柱稳定性降低。这进一步加重腰部疼痛，形成恶性循环。

（2）椎间盘突出：腰背肌参与整个腰椎的运动。当肌肉受损时，它对脊柱的保护和限制功能降低，导致脊柱异常活动增加，椎间盘承受的异常压力增加，加速脊柱的退化。随着时间的推移，椎间盘逐渐突出。

（3）继发性椎管狭窄：由于缺乏肌肉的支撑和保护，腰椎小关节突受到的负荷增加。为了维持脊柱的稳定性，关节突发生增生和退化，从而引发继发性椎管狭窄。

（4）脊柱失衡：脊柱平衡对于维持身体纵轴稳定至关重要，

特别是脊柱与骨盆的平衡。当肌肉的保护和限制作用减弱，脊柱退化逐渐发展，可能导致脊柱失衡。这种失衡逐渐表现为"平背"畸形，加剧腰痛和脊柱的退化。

三、为什么会发生腰椎软组织炎症

腰椎软组织炎症的发生是一个复杂的过程，涉及多个因素之间的相互作用。在本问题中，我们将详细阐述腰椎软组织炎症的病因和发病机制，并探讨遗传因素、环境因素和生活方式等因素与该病的关系。

1. 腰椎软组织炎症的病因和发病机制

（1）积累性劳损：长时间保持同一姿势，例如长时间久坐或久站，会导致神经肌肉微小损伤。这种高强度刺激会引发慢性肌肉收缩（高张力）和触发点形成，当触摸到这些触发点时就会引起疼痛。

（2）外伤：急性创伤，如挫伤、扭伤、拉伤，也可能形成触发点，从而引发疼痛。

（3）脊柱退变：随着年龄增长，骨骼和关节结构逐渐退化，肌筋膜的柔韧性也会减弱，这可能导致腰背部肌筋膜炎的发生。

（4）神经根压迫：神经根受到压迫刺激时，会导致支配肌肉的脊髓节段敏感性增加，从而形成腰背部肌筋膜炎。

（5）心理压力：焦虑、交感神经兴奋度增加和睡眠不足可能导致肌肉紧张、易疲劳和疼痛感。

（6）内分泌和代谢异常：研究发现，甲状腺素和雌激素分泌不足可能导致腰背部肌筋膜炎的发生。

（7）其他原因：营养缺乏、慢性感染等也可能引发腰背部肌筋膜炎。维生素（如 B 族维生素、维生素 C、维生素 D、维生素 E）和矿物质（如铁元素）的缺乏，慢性病毒感染（如丙型肝炎病毒、肠道病毒）或寄生虫感染（如莱姆病）可能导致腰背部肌筋膜炎长期存在。

2. 遗传因素、环境因素和生活方式与腰椎软组织炎症的关系

（1）遗传因素：个体的遗传背景会对腰椎软组织炎症的易感性产生影响，特定基因突变可能增加患病的风险。

（2）环境因素：吸烟、感染、饮食和职业暴露等环境因素与腰椎软组织炎症的发生密切相关。

（3）生活方式：缺乏体育锻炼、长时间保持不良姿势和超重等不良生活方式也可能增加患病的风险。

腰椎软组织炎症是由多种因素相互作用引起的疾病。遗传因素、环境因素和生活方式在腰椎软组织炎症的发生中扮演重要的角色。此外，炎症反应在病变的进展过程中也起到关键作用。

3. 易患人群 ①办公室久坐人员；②从事体力工作者；③长时间或经常睡眠不佳者；④身体抵抗力较低、维生素 E 缺乏者；⑤焦虑、心理压力大者。

四、怎么发现腰椎软组织炎症

及早进行诊断是为了能够及时干预和治疗腰椎软组织炎症。本部分内容将介绍常用的腰椎软组织炎症诊断方法，包括体格检查和影像学检查，并探讨其他辅助诊断技术和实验室检查的应用。同时，我们还将强调早期诊断和筛查的重要性，并为患者指导寻求医疗帮助的途径。

1. 体格检查 体格检查是诊断中最基本的手段之一，对于早期发现腰椎软组织炎症非常重要。医师会仔细了解患者的病史和症状，并进行详细的体格检查。医师会详细检查患者疼痛的部位，观察是否有结节或硬块，还可能会轻轻按压疼痛部位，以观察是否有压痛反应。医师也可能要求患者改变姿势，以观察是否会导致症状加重。通过这些检查，医师能更好地评估患者的病情，确立诊断，并制订

后续治疗方案。

2. 影像学检查 如果怀疑患有腰椎软组织炎症，可以进行以下影像学检查以进行进一步诊断。

（1）磁共振成像（MRI）：MRI 对软组织有很好的对比度，可以清晰显示软组织病变情况。通过 MRI 检查，医师可以帮助排除其他可能存在的疾病，并对软组织进行评估。

（2）其他影像学检查：除了 MRI，还可以使用 X 线检查和超声检查来辅助腰椎软组织炎症的诊断。这些检查方法也能提供有关病变情况的信息，并帮助医师排除其他可能的疾病。

3. 其他辅助诊断技术和实验室检查 除进行体格检查和影像学检查外，还可以采用其他辅助诊断技术和实验室检查来帮助发现和确认腰椎软组织炎症的存在。

（1）电生理检查：通过进行神经传导速度（NCV）检查和肌电图（EMG）检查，可以评估神经根和肌肉的功能状态，帮助确定是否存在神经根受压和神经炎症等问题。

（2）血液检查：血液检查可以检测体内的炎症指标，例如 C 反应蛋白（CRP）和血细胞沉降率等，以评估炎症的活动程度。

这些辅助诊断技术和实验室检查能够提供额外的信息，有助于医师进行综合评估，并确诊腰椎软组织炎症的存在与程度。

4. 鉴别诊断 该病与结核、肿瘤及腰椎间盘突出等疾病有相似之处，医师将从多个方面进行详细的鉴别诊断。

（1）结核或肿瘤：如果相关部位发生结核或肿瘤，疼痛或畸形常呈现进行性加重的特点。通过 X 线检查、CT、MRI 等检查，可以发现相关病变。

（2）腰椎间盘突出：患者通常表现为腰痛、下肢放射性疼痛或感觉异常，严重者可能导致大小便功能障碍。弯腰或咳嗽等动作可能加重症状，休息后可能得到一定程度的缓解。通过 X 线检查、CT、MRI 等检查可以进行鉴别诊断。

进行鉴别诊断时，医师将综合考虑病史、体格检查和辅助检查结果，以确保准确判断该病与其他疾病的区别。X线检查、CT和MRI可以提供更详细的信息，帮助医师做出准确的诊断和治疗决策。

五、腰椎软组织炎症患者应如何就诊

腰椎软组织炎症的诊断和治疗需要依靠专业的医疗机构和医师的支持。在选择就诊的医疗机构时，有几个重要因素需要考虑。①医师的专业背景和经验：选择具备丰富经验和专业知识的脊柱外科医师或风湿免疫科专家进行诊断和治疗；②医疗设施和设备：选择拥有先进医疗设备和技术的医疗机构，这将有助于进行准确的诊断和评估；③参考和口碑：可以通过查阅医师和医疗机构的评价，咨询亲友的建议，或者参考医疗机构的质量认证来了解他们的信誉和口碑。这些因素的综合考虑将帮助您选择到合适的医疗机构，确保您得到专业的诊断和治疗。对于腰椎软组织炎症的处理，寻求专业医师和设备的支持是至关重要的。

六、腰椎软组织炎症如何治疗

治疗腰椎软组织炎症是一个综合性的过程，根据患者的病情和个体差异，可以采用多种治疗方法。具体选择哪种治疗方法，需由医师根据病情评估后决定。本部分内容将介绍腰椎软组织炎症的一般治疗方法、药物治疗以及物理疗法和康复训练等方面的内容。

1.一般治疗　非药物治疗在腰椎软组织炎症管理中扮演着重要角色，可有效减轻疼痛、改善功能和提高生活质量。以下是一些常用的非药物治疗方法。

（1）休息和活动调整：在疼痛期间，适当休息可以缓解症状。医师可能建议您适度调整活动，避免过度用力或长时间保持同一姿势，以适应病情的严重程度。

（2）物理疗法：在治疗腰椎软组织炎症中发挥重要作用，有助于减轻疼痛、增加脊柱灵活性和改善姿势。常见的物理疗法包括以下几种。

1）肌肉拉伸技术：物理治疗师使用不同的手法和技术来缓解疼痛并促进康复。按摩可以放松紧张的肌肉，减轻疼痛和改善血液循环。喷雾和拉伸技术是目前广泛认可的方法，对于治疗急性触发点比慢性触发点更有效。这种方法通过隔离目标肌肉并进行被动拉伸，同时使用蒸发－冷却液喷雾（例如氟化甲烷或氯乙烷）来抑制疼痛和反射运动，从而消除触发点。

2）热敷：热疗法是最常用的物理疗法之一。它能增加血液流动、促进组织膨胀，减少肌肉痉挛和疼痛。热垫可提供表面热量，对皮下渗透有限，而超声波则能提供深层的热量和更高的皮下渗透。热疗法的使用禁忌证包括循环功能不全、感觉或认知障碍、恶性肿瘤和炎症等。

3）牵引：牵引是一种通过拉伸脊柱来减轻压力和疼痛的方法。它有助于纠正脊柱姿势并减轻椎间盘的压力。

这些物理疗法为腰椎软组织炎症的治疗提供了重要的辅助手段，帮助患者减轻痛苦并改善功能。在接受物理疗法治疗时，专业的物理治疗师会根据患者的具体情况制订个性化的治疗方案，并密切监测疗效。重要的是，患者要遵循医师和物理治疗师的建议，并定期进行康复训练，以获得最佳的治疗效果。

（3）康复训练：康复训练在治疗腰椎软组织炎症中扮演着重要角色。它有助于增强腰椎周围肌肉的力量和灵活性，改善姿势和体位，提高核心稳定性。

1）按摩：腰部按摩治疗可以有效缓解肌筋膜炎引起的疼痛。

2）腰背肌功能锻炼：通过加强腰背肌的功能锻炼，可以维持脊柱的稳定性，缓解肌筋膜炎引起的疼痛。临床上，常采用"小燕飞"

式锻炼方法，即俯卧在床上，面朝下，然后同时抬起头颈、双臂和双腿。需要注意的是，腰椎健身操应在疼痛完全消退后进行，过早进行锻炼可能会导致更严重的疼痛、肌肉痉挛和僵硬。

（4）心理支持：腰椎软组织炎症可能对患者的心理健康产生负面影响，因此提供心理支持和心理咨询对于帮助患者应对病痛和提高生活质量至关重要。

（5）触发点注射：可通过局部注射麻醉药物和少量激素类药物，减轻局部炎症刺激，从而缓解症状。触发点注射是治疗肌筋膜炎疼痛触发点最有效的方法。对于对一线治疗（如手法治疗和药物治疗）无反应的患者，可以尝试触发点注射。常用的注射药物包括利多卡因、普鲁卡因和长效布比卡因。然而，该治疗可能出现一些并发症，如局部血肿、局部感染或注射皮质醇激素引起的组织坏死等。穿刺的靶点是触发点内最敏感的区域，可以机械地破坏肌筋膜炎的触发点和任何相关的纤维化核心。

2. 药物治疗　可以通过减轻炎症、缓解疼痛和改善功能来控制腰椎软组织炎症的症状。以下是一些常用的治疗药物。

（1）肌肉松弛药：肌肉松弛药在腰肌急性损伤的治疗中效果较好，能够缓解急性疼痛。

（2）非甾体抗炎药（NSAID）：如塞来昔布、洛索洛芬钠等，可以有效缓解腰背部肌筋膜炎的阵痛。然而，这类药物存在一些不良反应，如胃肠道反应等。因此，胃病患者应谨慎使用。

（3）阿片类药物：对于严重的腰背部肌筋膜炎疼痛，有时需要使用阿片类药物治疗。但是，这类药物会引起恶心、身体依赖、痛觉过敏、性腺功能减退和呼吸抑制等不良反应，使用时需要特别谨慎。

（4）镇静药：对于严重影响患者生活和睡眠的疼痛，可以考虑使用镇静药，如地西泮，以缓解夜间情绪紧张和睡眠不足。

（5）抗抑郁药物：腰椎软组织炎症患者可能因为长期疼痛而

引发抑郁等情况，此时可以使用三环类抗抑郁药物，如阿米替林。如果伴有焦虑情绪，可以考虑使用盐酸氟西汀胶囊。

需要注意的是，对于药物治疗，患者应在医师的指导下进行。药物的使用应遵循正确的剂量和使用时机，以减少发生不良反应的风险。同时，患者应密切关注药物的作用和可能的不良反应，并定期与医师沟通，以调整治疗方案和确保疗效。

总的来说，治疗腰椎软组织炎症是一个综合性、个性化的过程。医师会根据患者的病情和需求，综合考虑非药物治疗、药物治疗、物理疗法、康复训练和手术治疗等方法，制订最合适的治疗方案，以缓解症状、恢复功能和提高生活质量。与医师密切合作、定期复诊并遵循医师的建议非常重要，以获得最佳的治疗效果。

3. 日常生活管理

（1）保持温暖和干燥的环境，避免长时间处于潮湿和寒冷的环境中。

（2）及时治疗急性腰部扭伤，避免其转变为慢性。

（3）纠正不正确的姿势，避免长时间保持同一姿势，定时进行适当的活动。

（4）保证充足的休息，给身体恢复的机会。

（5）保持合理的饮食，适度控制食量，注意控制体重。

（6）在专业人士的指导下进行肌筋膜放松训练和肌肉训练，以增强肌肉的稳定性和灵活性。

参考文献

CHEN Z, WU J, WANG X, et al, 2021. The effects of myofascial release technique for patients with low back pain: A systematic review and meta-analysis [J]. Complement Ther Med, 59: 102737.

CHUN S W, LIM C Y, KIM K, et al, 2017. The relationships between low back pain and lumbar lordosis: a systematic review and meta-analysis [J]. Spine J, 17(8): 1180-1191.

FAHLSTRÖM M, SUBASIC I, TEDER P, et al, 2017. Cardiac implantable electronic devices (CIED) not an absolute contraindication to MRI [J]. Lakartidningen, 114: ECLR.

GOUBERT D, OOSTERWIJCK J V, MEEUS M, et al, 2016. Structural changes of lumbar muscles in non-specific low back pain: a systematic review [J]. Pain Physician, 19(7): E985-E1000.

GUYER R D, OHNMEISS D D, 2003. Lumbar discography [J]. Spine J, 3(3 Suppl): 11s-27s.

KNEZEVIC N N, CANDIDO K D, VLAEYEN J W S, et al, 2021. Low back pain [J]. Lancet, 398(10294): 78-92.

KREINER D S, MATZ P, BONO C M, et al, 2020. Guideline summary review: an evidence- based clinical guideline for the diagnosis and treatment of low back pain [J]. Spine J, 20(7): 998-1024.

LIU J, HE Y, HUANG B, et al, 2020. Reoccurring discogenic low back pain (LBP) after discoblock treated by oblique lumbar interbody fusion (OLIF) [J]. J Orthop Surg Res, 15(1): 22.

MOHD ISA I L, TEOH S L, MOHD NOR N H, et al, 2022. Discogenic low back pain: anatomy, pathophysiology and treatments of intervertebral disc degeneration [J]. Int J Mol Sci, 24(1): 208.

VAN DER WINDT D A, SIMONS E, RIPHAGEN, I I, et al, 2010. Physical examination for lumbar radiculopathy due to disc herniation in patients with low-back pain [J]. Cochrane Database Syst Rev, (2): Cd007431.

WILL J S, BURY D C, MILLER J A, 2018. Mechanical low back pain [J]. Am Fam Physician, 98(7): 421-428.

第 14 章

腰椎疾病就诊

一、首次就诊需要准备什么

首次就诊，对于腰椎疾病患者来说非常重要。充分准备并携带相关文件和信息将帮助医师更好地了解您的病情，从而提供准确的诊断和治疗建议。本部分将指导您如何准备相关病史、医疗记录和其他相关文件，并提供就诊时需要携带的个人信息和文件清单。

1. 准备相关病史和医疗记录　在首次就诊前，您应尽可能地收集和整理与腰椎疾病相关的病史和医疗记录。

（1）病史信息：记录您疾病的发展过程，包括疼痛的起始时间、持续时间、疼痛程度及其他症状的描述。同时，提供您的过去病史、手术史和家族病史，这些信息对医师评估病情和制订治疗计划非常重要。

（2）就诊记录：收集和整理之前就诊的医疗记录，包括其他医师的诊断、处方药物、治疗方案和实验室检查或影像学检查结果。这些记录可以帮助医师了解您之前的治疗情况和对特定药物或治疗方法的反应。

（3）检查结果：如有，搜集和携带最近的 X 线检查、MRI、CT 等影像学检查结果。这些结果可为医师提供有关腰椎结构和可能异常的详细信息。

（4）医保卡和相关文件：确保携带有效的医保卡或保险信息，以便顺利进行就诊和处理医疗费用。

2. 提供个人信息和文件清单 为方便您的首次就诊，请提供以下个人信息和文件清单。

（1）个人信息：包括您的姓名、年龄、性别、联系方式和家庭地址等基本信息。

（2）药物清单：列出您目前正在服用的所有药物，包括处方药、非处方药和补充剂。请注明药物的名称、剂量和用法。

（3）过敏史：如果您曾经对某些药物或食物有过敏反应，请务必告知医师。

（4）紧急联系人：提供一个紧急联系人的姓名、电话号码和关系，以便在紧急情况下与其联系。

（5）支持文件：如果您有任何其他与腰椎疾病有关的支持文件，例如病假证明、病历报告或其他医疗文件，请复印并在就诊时带上。

（6）在准备就诊前，请确保将以上信息和文件整理妥当，并放在一个便于携带和使用的文件夹或袋子中。这样，在与医师见面时，您可以轻松地提供必要的信息，让医师对您的病情有更全面的了解，从而制订最佳的治疗方案。

二、首次就诊医师关心的问题有哪些

首次就诊时，医师会关心一系列问题，以全面了解患者的病情。以下是一些常见的问题以及如何准备和回答这些问题的建议。

（1）描述您的症状：医师希望了解您正在经历的症状。请详细描述疼痛的位置、性质（如钝痛、刺痛、放射痛等）、疼痛的起因、持续时间和频率等。如果还有其他症状，如麻木、刺痛、肌无力等，请一并描述。

准备建议：在就诊前尽可能详细地记录症状的特点，并注意症状的变化，以便与医师分享。

（2）评估疼痛程度：医师通常会问您对疼痛的主观评估。请使用一个疼痛评分尺度（如 0 ~ 10 分的评分）描述疼痛的强度，并说明它对您的日常活动和生活质量的影响。

准备建议：在就诊前思考一下疼痛的程度，并准备好用简单且有描述力的语言表达出来。

（3）病史询问：医师会问您有关过去和现在的病史，包括任何与腰椎疾病相关的疾病、手术、外伤、家族史等。这些信息有助于医师了解您的健康状况和潜在的风险因素。

准备建议：准备一份详细的病史清单，包括过去的疾病、手术记录、用药情况和家族病史。如果可能，带上相关的医疗文件。

（4）日常活动和工作环境：医师会问您的日常活动和工作环境，以了解是否存在可能导致或加重腰椎疾病的因素。例如，您是否从事重体力劳动、是否久坐办公、是否有不良的工作姿势等。

准备建议：仔细思考您的日常活动和工作环境，并准备好描述这些方面的信息。

（5）疾病对生活的影响：医师会问疾病对您的生活产生了怎样的影响，例如日常活动、工作、睡眠和情绪等方面。这有助于医师评估病情的严重程度和制订个性化的治疗计划。

准备建议：思考一下疾病对您的日常生活造成的限制和不便，并准备好与医师分享。

三、怀疑腰椎疾病时需要做什么检查

当您感到腰部疼痛或怀疑自己可能患有腰椎疾病时，了解您的症状特点对于确定是否需要进一步检查至关重要。不同类型的腰椎疾病可能会引发不同的症状，因此了解您自身的症状有助于医师准确评估您的病情，并制订适当的检查计划。

1. 常见症状和疼痛类型 以下是一些常见的症状和疼痛类型，您可以参考并向医师提供详细的信息。了解自身症状，有助于医师初步判断是否需要进一步检查腰椎疾病。

（1）腰部疼痛：请描述疼痛的具体位置、程度和感受，例如是锐痛、酸痛、刺痛等感觉。

（2）放射痛：是否有疼痛向下放射至臀部、大腿后侧、小腿或足部的情况。

（3）活动受限：是否出现腰部活动受限、弯腰困难或行走困难等情况。

（4）神经症状：是否有麻木、刺痛、肌肉无力或下肢感觉异常等神经相关症状。

（5）夜间痛：是否在夜间或休息时疼痛加剧。

2. 常见检查方法 当怀疑腰椎疾病时，医师可能会建议您进行一些检查，以便更全面地评估病情。以下是一些常见的腰椎疾病检查方法。

（1）体格检查：包括一般检查、直腿抬高试验、股神经牵拉试验及神经系统检查。通过这些检查，医师可以观察和评估患者的身体状况、腰椎区域的运动范围及神经功能是否正常。

（2）影像学检查：包括 X 线检查、CT、MRI 和骨扫描。这些检查方法能提供详细的图像信息，帮助医师观察和诊断患者的腰椎结构，检测是否存在骨折、椎间盘突出、骨质增生等异常情况。

（3）特殊检查：肌电图检查，通过记录肌肉的电活动评估神经和肌肉之间的关系。该检查有助于判断是否存在肌肉损伤、神经根受压或其他与肌肉功能相关的问题。

通过这些常用的腰椎疾病检查，医师可以获得更准确的诊断结果，从而为患者提供更恰当的治疗和管理方案。这些检查结果在评估疾病情况和制订治疗计划时起关键作用。

四、腰椎疾病有哪些重要检查

1. 一般检查　对于患有腰椎间盘突出和脊柱侧弯的患者，在体格检查时可观察到腰椎侧弯。部分腰椎疾病患者可能出现腰椎生理性前凸消失，甚至变为后凸。对于腰痛患者，大多数情况下会有明显的压痛点，而椎间盘源性腰痛和腰肌劳损患者则没有明确的腰部压痛点。

（1）直腿抬高试验：患者仰卧，双下肢伸直。检查者用一手扶住患者的膝部使其膝关节伸直，另一手握住患者的足踝，缓慢抬高患者的下肢，直到患者感到下肢有放射性疼痛为止。记录此时下肢与床面的角度，即为直腿抬高角度。当直腿抬高角度≤60°时，直腿抬高试验为阳性。这种情况常见于腰椎间盘突出患者，少数腰椎椎管狭窄和腰椎滑脱患者也可能呈阳性反应。

（2）股神经牵拉试验：患者俯卧，膝关节完全伸直。检查者抬高患者伸直的下肢，使髋关节处于过伸位。当过伸到一定程度时，患者感到大腿前方区域出现疼痛为阳性。股神经牵拉试验阳性常见于 $L_2 \sim L_3$、$L_3 \sim L_4$ 椎间盘突出的患者。

（3）神经系统检查：神经系统检查包括感觉障碍相关的测试。早期症状表现为皮肤感觉过敏，随后出现麻木、刺痛和感觉减退等症状。

2. 影像学检查　影像学检查是诊断腰椎疾病最常用的方法之一（图14-1），以下是几种常见的影像学检查方法。

（1）X线检查：X线片能显示骨骼的结构和密度，适用于对骨折、脱位和椎间盘退变等病变进行初步评估。然而，X线检查在显示软组织方面能力有限。

（2）磁共振成像：MRI利用磁场和无线电波生成详细的图像，可以显示脊柱、椎间盘和周围软组织的情况。MRI对于诊断腰椎间盘突出、椎管狭窄和脊柱肿瘤等疾病非常有帮助。

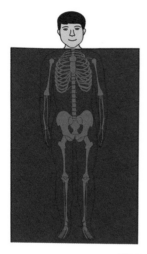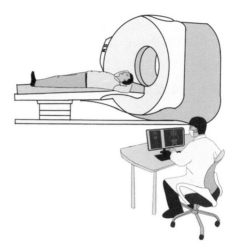

图 14-1　X 线检查和 CT 检查

（3）计算机断层扫描：CT 通过组合多个 X 线图像生成三维图像，对于显示骨骼结构和骨质细节非常敏感。CT 常用于评估脊柱骨折、退变性病变和感染性病变。

3. 骨扫描　通过注射放射性示踪剂评估骨代谢活动。骨扫描有助于评估骨转移瘤、感染和椎骨的血液供应情况。

4. 实验室检查　实验室检查在腰椎疾病的诊断和评估中扮演着重要角色。以下是一些常见的实验室检查项目，用来评估疾病情况。

（1）血液检查：通过检测血液中的炎症标志物（如 C 反应蛋白和红细胞沉降率），可以评估炎症的活跃程度。此外，血液检查还可以检测风湿因子和其他自身免疫指标，帮助排除风湿性疾病的可能性。

（2）生化检查：包括测量血清尿酸、肾功能及血清电解质等指标，用于评估代谢性疾病对腰椎的影响。

（3）感染标志物检查：在怀疑有腰椎炎症时，通过检查血液中的白细胞计数和 C 反应蛋白水平，可以帮助确定是否存在感染。

5. 功能评估 是评估患者腰椎功能和疼痛程度的重要步骤。

（1）疼痛评估：通过疼痛量表（例如 VAS 疼痛评分）和疼痛问卷来评估患者的疼痛程度和疼痛特点。这些评估工具可帮助医师了解患者的疼痛水平，以便制订合适的治疗方案。

（2）功能评估：包括腰椎活动度测量、神经系统评估和肌力测试等方法，用于评估患者的腰椎功能和神经系统状况。通过测量腰椎的灵活性和范围，医师可以了解患者的运动能力和腰椎的功能状态。神经系统评估和肌力测试有助于检测是否存在神经损伤或肌肉无力等问题。

通过使用这些通俗易懂的评估工具，医师可以更好地与患者沟通，并共同制订最佳的治疗方案，以提高患者的腰椎功能和减轻疼痛症状。

五、检查时注意事项有哪些

在进行腰椎疾病检查之前，有一些重要的注意事项需要考虑。以下是常见的检查注意事项和可能的不良反应的详细说明。

1. 磁共振成像

（1）如果体内有金属类物质，如置有心脏起搏器、人工瓣膜，女性体内置有避孕环，以及妊娠小于 3 个月的孕妇，请不要进行 MRI 检查。

（2）在检查前，请向工作人员说明自己的情况，包括手术史、义齿、电子耳、义眼及对 MRI 增强剂是否过敏。

（3）如果需要头部扫描，但无法摘下义齿，可先尝试进行 MRI 检查，检查技师会根据图像质量判断是否能够继续检查。

（4）在检查前，请勿穿任何带金属的衣物，包括内衣、内裤。对于需要检查头部和颈部的患者，可以在前一天洗头，但不要使用任何护发用品。请提前取下假发、带有磁性的发箍和发夹。

（5）在检查前，脱掉除内衣外的所有衣物，换上 MRI 准备间提供的专用服装。取下身上佩戴的所有金属饰品，如耳环、戒指、项链、皮带和手表等，也要去除面部化妆品以及义齿、义眼和眼镜等。

（6）MRI 增强扫描时，注射器会进行计算机控制的压力注射。另外，某些因素（如血管硬化、脆弱，血管内血液流动性或对比剂的高渗和化学作用）可能导致局部渗漏，引起皮下软组织肿胀、疼痛、麻木，甚至溃烂和坏死等。如果出现以上情况，请立即向医务人员报告。

（7）儿童和神志不清的患者需要镇静，并由健康的人员陪同。

（8）在检查过程中，如果感到不舒服，请随时提出，以便及时获得帮助。

（9）禁止担架、轮椅和推车进入机房。可以更换为专用的磁共振床后再进入机房。监护设备和急救器材不得进入机房。

（10）已婚适龄女性在检查前请确认自己是否妊娠。目前无法预测 MRI 检查和注射钆对比剂对早期妊娠的影响。

（11）患者应在检查前 15min 到达，以便做好相关准备工作。医学影像科设有磁共振准备间，专门为进行 MRI 检查的患者提供检查前的准备。准备间内有存储柜和经过消毒的专用服装。如果患者穿戴着含有金属的衣物和饰品，应取下并放入存储柜中，然后换上 MRI 准备间提供的专用服装。

（12）准备中的患者在进入磁共振室之前，医师将核对患者的信息，明确检查部位，了解手术史，并确认患者及陪同人员身上是否携带金属物品。

（13）影像科医师将向患者解释整个检查过程中需要注意的事项，并告诉患者在检查过程中不要随意移动。如果出现任何不适，应及时告知医务工作人员。MRI 检查时间相对较长，检查过程中会有较大的噪声，这是正常的，请患者理解并耐心配合。

2. 计算机断层扫描　以下为 CT 禁忌证。

（1）严重的心脏功能、肝功能、肾功能不全患者（不包括常规扫描患者）。

（2）孕妇、儿童和准备妊娠的妇女（X线对人体有一定的伤害）。

（3）严重的甲状腺功能亢进症、哮喘患者，以及对海带、海鲜过敏的患者（不包括常规扫描患者）。

（4）癫痫、神经刺激症、幽闭恐惧症、检查不配合等患者（儿童、意识不清和躁动患者）。

3.X线检查

（1）尽量减少检查次数，特别是在短时间内。因为X线对人体有累积性损害，如果在几天内频繁进行X线检查，可能会对身体造成较大的伤害。

（2）在进行检查前，务必将检查部位的高密度或金属物品移除，并妥善保管贵重物品。

（3）婴儿、幼儿和儿童对X线辐射较为敏感，应尽量避免或减少X线检查，并尽量避免他们进入放射科。

（4）孕妇应谨慎进行X线检查，因为胎儿对X线非常敏感，为了减少对胎儿的不良影响，最好避免进行X线检查。

（5）在进行X线检查时，应尽量遮盖非检查部位，尤其是对于婴儿、幼儿和儿童，特别是生殖器（腺）所在部位。

（6）已婚未孕的年轻女性，在月经前半个月（排卵期）应谨慎进行腹部X线检查；最好在月经后10～14天进行腹部X线检查。

（7）患者家属应避免滞留在X线检查室；当患者进行透视拍片时，家属不宜随意进入检查室。

4.饮食注意事项

（1）一般情况下，进行腰椎疾病检查前不需要特别的饮食准备。可以按照平时的饮食习惯进食。

（2）如果特定的检查需要空腹，医师会提前告知，并指导患者在检查前一段时间停止进食。

（3）在检查前，避免摄入过多的咖啡因和刺激性食物，以免影响心率和血压的测量结果。

5. 服药注意事项

（1）在就诊前，务必告知医师目前正在服用的所有药物，包括处方药、非处方药和补充剂。

（2）根据医师的建议，患者可能需要在检查前暂停使用某些药物，以免干扰检查结果。请不要在未经医师同意的情况下停用任何药物。如果患者曾经对任何药物或对比剂有过敏反应，请及时告知医师。

6. 穿着注意事项

（1）在进行腰椎疾病检查时，宜穿着舒适、宽松的衣物。

（2）患者需要取下金属饰品、腰带和其他可能干扰检查的物品，因为这些物品可能会影响影像的质量。

7. 遵从医嘱和合理安排检查时间　遵从医师给出的检查准备指导非常重要。请按照医嘱做好准备并合理安排检查时间，以确保检查结果的准确性和可靠性。

参考文献

WINTER L, SEIFERT F, ZILBERI L, et al, 2021. MRI-related heating of implants and devices: a review [J]. J Magn Reson Imaging, 53(6): 1646-1665.

WOO T, TYRRELL P N M, LEONE A, et al, 2019. Radiographic/MR imaging correlation of spinal bony outlines [J]. Magn Reson Imaging Clin N Am, 27(4): 625- 640.

第 15 章

腰椎疾病的非手术治疗

一、腰椎疾病的治疗有哪几种方案

腰椎疾病的治疗主要分为非手术治疗和手术治疗。非手术治疗是指不进行手术等有创伤操作的治疗方法，腰椎疾病常见的非手术治疗有健康教育、运动疗法、物理疗法、牵引治疗、药物治疗等；根据患者腰椎疾病的不同，采取的手术方法也多种多样。根据不同患者的病情轻重，选择合适的非手术治疗或手术方案，以最低程度的创伤和更低的经济负担减轻患者的疼痛，提高患者的生活质量，是每一位脊柱外科医师的追求。本章主要介绍腰椎疾病常见的非手术治疗方法。

二、非手术治疗的方法有哪些

所有不包括有创伤操作的治疗都属于非手术治疗，因此非手术治疗的方式多种多样，其主要目的是减轻腰椎所承受的压力，促进腰部的血液循环，减轻腰椎病变的炎症反应，最终减轻患者的疼痛，达到康复治疗的目的。常用的非手术治疗方式包括以下几种。

1. 健康教育　对于患有腰椎疾病的患者，掌握正确的健康生活方式，养成良好的生活习惯以减轻腰椎所承受的压力，培养保护腰椎的良好意识，对预防复发、防止加重、缓解症状都具有一定作用，所有患者都应掌握这方面的知识。

（1）卧床休息和适当运动：对于急性严重腰背痛的患者，卧床休息可以减少腰椎所承受的压力，给腰椎放松、恢复的机会，是最简单且有效的非手术治疗方法。较舒适的卧床休息姿势为仰卧位，即平躺在床上，并在膝关节和头下各放置一个软枕，将肩部抬高。也可以更换为侧卧位，屈曲位于上方的膝关节，并在两侧膝关节之间放置一个软枕。需要注意的是，在卧床休息一段时间症状好转后，应尽早恢复适度的正常活动，适当的运动可以预防肌肉萎缩，防止四肢肌力下降。

（2）调整活动方式：急性腰腿痛患者应格外注意日常活动的调整，应避免进行会增加脊柱受力的高冲击性运动，避免反复旋转和弯腰的运动。如果某一特定的活动会引起严重的腰痛或使疼痛明显加重，则应避免进行该活动，而尝试其他活动方式。调整活动方式的目的是防止对神经根的进一步损伤，避免疼痛加剧。

（3）正确的姿势：久坐、久站、频繁地弯腰对腰椎的康复都是不利的，腰椎疾病患者每次久坐时间不应超过1小时。抬起或搬运过重的物体可能会导致腰痛加重，因此患者应尽量避免搬运重物，如给饮水机换水、拿较重的快递等。如果无法避免，患者应学会正确地弯腰和搬动重物的技巧，搬动重物时应屈曲膝关节，将物体尽量靠近身体，以减少腰椎的受力。另外，使用符合人体工学设计的腰垫和坐垫以辅助维持正确的坐姿可以减轻腰椎疾病复发的风险。

（4）床垫的选择：中等硬度的床垫应是首选。如果睡过硬的床垫、木板床等硬度过大的床，人体无法维持脊柱正常的"S"形生理曲线，腰部缺乏支撑，长期这样睡下去会造成腰部肌肉劳损，可能会加重腰背部酸痛等不适。而过软的床垫也无法给脊柱提供良好的支撑，为了使脊柱保持在正常位置，脊柱周围的很多肌肉也会协同收缩来维持稳定，久之，肌肉就会产生疲劳。平躺时，手向腰部明显弯曲的地方往里伸，看一下中间有无间隙，如果没有，则证明这个床垫与人睡眠时的腰部自然曲线吻合，这样的床垫是合适的。

（5）护具的使用：腰部的护具可通过限制脊柱活动起到缓解疼痛、预防疼痛急性加重的作用，避免腰椎的病变部位受到二次损伤。

2. 运动疗法　对于轻、中度持续性症状的腰骶神经根病患者，可在医师的指导下尝试进行运动疗法治疗。但需要注意的是，不正确的运动可能会加重症状，甚至会使病情进一步恶化，因此运动治疗应在康复医学专业人员的指导下，基于康复评定的结果，按照运动处方正确执行。中等强度的运动可对脊柱产生保护作用。运动过程产生的脊柱动力载荷可促进营养物质的弥散，促进椎间盘基质代谢，减缓基质退变。运动疗法可缓解疼痛并改善功能。

3. 手法治疗　对于轻、中度持续性症状的腰骶神经根病患者，也可尝试脊柱手法治疗。脊柱手法治疗通过牵伸脊柱使其超过主动运动的正常关节活动度末端，但不超越其解剖学的关节活动度末端。脊柱的手法治疗同运动疗法一样，应由专业的康复医师进行，患者不可自己在家进行尝试，因为错误的按摩手法可能会加重病情的发展，造成不必要的损伤。

4. 牵引治疗　目前腰椎牵引是我国常用的非手术治疗手段之一，可以减轻椎间盘内的压力、解除肌肉痉挛、改善局部血液循环并纠正小关节紊乱。

5. 物理治疗　物理疗法也是治疗腰椎疾病经常采用的一种辅助治疗的方法。其通过改善局部的微循环，消除组织水肿，解除肌肉组织痉挛，达到缓解各类疼痛的作用。常用的方法有超短波治疗、微波电疗、低中频脉冲、远红外热疗等。研究表明，多种热疗法可通过改善局部血液循环、缓解肌肉痉挛来改善腰痛；低、中频电刺激可在一定程度上有效缓解腰椎间盘突出患者的腰痛症状。

6. 药物治疗

（1）镇痛、抗炎药物治疗：根据临床经验，短期应用对乙酰氨基酚或 NSAID 类药物对治疗急、慢性腰腿痛疾病具有一定作用。对于没有禁忌证的患者，使用 2 ～ 4 周的 NSAID 类药物是较合理的选择。而对于不能耐受或禁用 NSAID 类药物的腰痛患者，对乙酰氨基酚也是合理的选择。NSAID 类药物可有效缓解亚急性和慢性腰痛的疼痛症状，同时减轻病变部位的炎症，促进患者康复。

（2）抗骨质疏松治疗：腰椎疾病的发病往往伴随着骨质疏松，因此对于合并骨质疏松的患者，抗骨质疏松治疗也是非手术治疗中不可或缺的一环。抗骨质疏松类药物种类繁多，包括基础类药物（如钙剂、维生素 D 等）、促进成骨类药物和抑制骨吸收类药物等。

7. 硬膜外注射　硬膜外糖皮质激素注射的应用已有数十年，主要针对存在神经根症状和体征的患者。该操作需要在手术室由脊柱外科医师在透视引导下精准穿刺到病变的椎间孔，向病变区域局部注射糖皮质激素，从而减轻病变部位炎症、缓解患者疼痛症状。除缓解症状外，硬膜外注射可以作为诊断性治疗，术前行硬膜外注射可以明确病变部位。多项研究提示，硬膜外糖皮质激素注射治疗可在短期内缓解伴有坐骨神经痛的腰痛患者的症状，但不能使手术率下降。对于非手术治疗 6 周以上无效，且不准备进行手术治疗或无法耐受手术的患者，可进行硬膜外注射治疗。

8. 心理治疗　对于慢性疼痛患者，应针对患者存在的抑郁、焦虑问题进行心理辅导及康复知识教育，促使其心理状况改善，有助于疼痛的缓解。研究认为，认知行为疗法可以在短期内改善腰痛，其效果要优于对照组。

三、腰椎疾病的常用药物有哪些

在腰椎疾病患者疾病发作早期，药物治疗是最常用的治疗方式，多数轻症患者在药物治疗的基础上辅以其他非手术治疗后，症状往往能得到缓解和改善。药物治疗主要是为了减轻疼痛、缓解炎症，但无法解除机械压迫对神经的损伤，因此对于长期应用药物治疗无效的患者需考虑进行手术治疗。常用的治疗药物有以下几种。

1. 非甾体抗炎药　非甾体抗炎药是治疗腰背痛的一线药物，作用机制是抑制环氧化酶活性，阻断前列腺素合成，从而减轻炎症反应，缓解疼痛。但不建议长期使用非甾体抗炎药，长期应用可能会增加消化道溃疡和出血的可能性。

2. 对乙酰氨基酚　对乙酰氨基酚同样是治疗腰背痛的一线药物选择，对乙酰氨基酚与非甾体抗炎药的效果无明显差异，对于不能耐受或禁用非甾体抗炎药的腰痛患者，可以选择对乙酰氨基酚减轻疼痛。

3. 肌肉松弛药　对于以腰痛症状为主的腰椎疾病患者，可以使用肌肉松弛药来缓解急性期和亚急性期的腰痛，其作用机制是缓解骨骼肌紧张和痉挛从而减轻腰痛。然而，肌肉松弛药对腿部的坐骨神经痛无明显的镇痛效果。

4. 糖皮质激素　全身应用糖皮质激素类药物可以短期缓解疼痛，但考虑到激素全身使用带来的不良反应，一般不作为腰椎疾病患者首选药物和长期使用药物。

5. 阿片类药物　对于急性期剧烈腰痛的患者，使用阿片类药物可以快速减轻腰痛。但是，这类药物具有一定的成瘾性，因此应在临床医师的指导下使用。

6. 营养神经类药物　对于出现神经压迫症状的患者，如腿部感到酸胀、麻木，可以使用营养神经类药物，如维生素 B_{12} 等。这类药物具有保护神经和激活下行疼痛抑制通路的作用，有利于缓解因神经根受压而引起的下肢麻木症状。需要注意的是，这类药物起效较为缓慢，需要长期服用。

四、什么情况下可以暂时采取非手术治疗？非手术治疗的效果如何

对于不同的腰椎疾病，脊柱外科医师应结合患者的病情轻重，综合运用经典和最新的研究成果、分型和共识，始终贯彻微创理念，为罹患腰椎疾病的患者制订个性化、阶梯化的治疗方案，以提高患者的生活质量。

1. 腰椎骨质疏松性椎体骨折　对于腰椎骨质疏松性椎体骨折的患者，非手术治疗适用于症状较轻、影像学检查显示为轻度椎体压缩骨折，并且无神经压迫、无稳定性受损或不能耐受手术的身体状况较差的患者，可以行短期严格的卧床休息，使用脊柱支具保护腰椎，同时使用镇痛药物、抗骨质疏松药物，且早期恢复下床活动。非手术治疗的目的是缓解疼痛，早期恢复活动，维持脊柱的稳定。对采用非手术治疗的患者，应密切观察。如果非手术治疗效果不满意，骨折愈合不良，导致假关节形成、椎体进一步塌陷、脊柱畸形甚至出现截瘫、疼痛持续不缓解、日常活动受限、生活质量下降时，则应及时考虑手术治疗。

2. 腰椎间盘突出　对于腰椎间盘突出患者来说，有两条绝对的手术指征：①马尾综合征，即臀部后方皮肤麻木、感觉减退或大小便功能障碍（便秘或失禁）；②单根神经根麻痹（即踇趾背伸、屈曲障碍，肌力减弱或肌肉萎缩）。这两点是绝对手术指征，一旦出现上述症状，应立即放弃非手术治疗而选择手术治疗。因为此时已经出现了神经严重受压的症状，如果不及时手术，很可能对神经造成不可逆的损伤，即使再进行手术，神经的症状也不容易恢复而遗留后遗症。

如果没有上述的两个手术指征，并且疼痛程度严重影响日常的生活，可以尝试进行非手术治疗，如上一部分所述的卧床休息、物理疗法、手法治疗、硬膜外注射等。如果非手术治疗3个月后无效，

则应考虑进行适当的手术治疗。

3. 腰椎椎管狭窄　退行性腰椎椎管狭窄无论采取何种治疗措施，均是为了缓解症状。腰椎椎管狭窄导致功能丧失的进展较缓慢，一般不会危及患者生命，部分患者的症状经过一段时间后可不再发展甚至有所改善，这为非手术治疗提供了支持。对于轻度椎管狭窄，症状较轻，对日常生活、工作影响不严重的患者，应先采取非手术治疗。目前的治疗方法都是为了缓解疼痛症状及恢复功能。主要的非手术治疗方法有牵引、按摩、针灸、腰背部肌肉功能锻炼、腰部支具、药物治疗［包括神经营养药、非甾体抗炎药（NSAID）、激素、肌肉松弛药、抗抑郁药］等。经过上述一种或多种非手术疗法治疗后，部分患者的症状可在短期内得到缓解或不再进展，但少有证据表明可获得长期疗效。

4. 退行性腰椎侧弯　退行性腰椎侧弯表现多样，情况复杂，容易漏诊或分析处理不当，导致不少患者贻误治疗时机，未能因病制宜，及早接受恰当的治疗可以提高患者的生活质量。退行性腰椎侧弯是一种进行性病变，随着年龄的增长，侧弯平均每年可增加3°。早期发现的退行性腰椎侧弯可以尝试通过佩戴腰围和对症用药及物理治疗等方式进行非手术治疗，若临床症状显著，生活质量低下，非手术治疗无效或效果不佳，则应考虑手术治疗。

五、手术治疗入院时需携带什么物品

经非手术治疗无效时，往往需要住院进行手术治疗。以下是常见生活用品和物品清单。

1. 就医资料　如身份证、医保卡、住院证、住院押金，以及住院前的诊疗记录和所有检查结果等。

2. 衣物　住院期间需要穿防滑拖鞋、内衣、袜子、宽松舒适的衣服等。建议带几件柔软舒适的背心和宽松的短裤，以备不时之需。

3. 卫生用品　毛巾、洗漱用品（牙刷、牙膏、洗面奶等）、卫生纸、一次性手套、一次性护理垫等。

4. 餐具　如需要自己带餐具，可以带上杯子、餐具、纸巾、热水瓶等。也可以使用医院提供的餐具和饮水设施。

5. 其他用品　如电子计算机、手机、书籍、杂志、笔记本、笔、充电器等，以便患者能够与外界保持联系并有娱乐活动。

参考文献

邱贵兴，裴福兴，胡侦明，等，2015. 中国骨质疏松性骨折诊疗指南 (骨质疏松性骨折诊断及治疗原则)[J]. 中华骨与关节外科杂志，8(5): 371-374.

中国康复医学会骨质疏松预防与康复专业委员会，中国老年保健协会骨科微创分会，2023. 退行性腰椎管狭窄症诊疗专家共识 [J]. 中华骨与关节外科杂志，16(2): 97-103.

中华医学会疼痛学分会脊柱源性疼痛学组，2020. 腰椎间盘突出症诊疗中国疼痛专家共识 [J]. 中国疼痛医学杂志，26(1): 2-6.

周谋望，岳寿伟，何成奇，等 . 2017. "腰椎间盘突出症的康复治疗"中国专家共识 [J]. 中国康复医学杂志，32(2): 129-135.

SIMON J, MCAULIFFE M, SHAMIM F, et al, 2014. Discogenic low back pain[J]. Physical Medicine and Rehabilitation Clinics of North America, 25(2): 305-317.

第 16 章

手术准备

一、入院后的大致流程是什么

首先，在确定了入院时间，到达医院住院病区之后，会由护士安排好床位，住院患者可以先前往所在的床位放置个人物品，管床医师在得到患者已入院的信息后会前往所在的床位询问其病史情况并进行体格检查，完善该患者的入院记录、首次病程、知情委托书等一系列入院后所需的病历资料，形成纸质材料后管床医师会找到患者本人并确认病史信息无误后签字，之后患者在术前会进行一系列的常规检查及专科检查项目（具体检查项目见本章"二、术前一般要做哪些检查"），以明确患者的基本身体状况和待手术部位情况，方便医师在手术前评估患者情况并做出手术方案的讨论和选择。在确定手术术式和手术时间后，在术前会有一次术前谈话，将所有术中可能发生的情况、手术术式的选择、术后可能出现的并发症及防范措施、患者需要注意的事项等相关信息向患者及其家属进行告知和沟通并签字确认。手术前一天会对患者进行必要的处理，比如将手术区域表皮的毛发剃掉、保持空腹，为了防止手术麻醉后胃内容物反流吸入气管内，手术当天会为患者插胃管等。手术期间，家属可以在手术室外等候，手术完成后会有专门的医师告知手术经过、术中诊断、术中处理措施等各项手术信息，术后患者被送往麻醉苏醒室完成麻醉苏醒，待患者意识恢复、状态良好后会被安全送回病房。回到病区之后，为防止手术后即刻出现的并发症会先在重症监护下完成手术后过渡阶段。在安全过渡后即可回到普通病房，在医师指导下进行术后恢复，最后在医师查房确认身体情况可以出院后安排时间出院。

二、术前一般要做哪些检查

在临床中，腰椎的手术并非小手术，术前需要完善各项检查，这样医师可以了解患者的全身情况，尤其是患病部位情况，提高手术的安全性和有效性。术前所需的检查如下。

1. 实验室检查　主要包括血常规、尿常规、便常规、肝功能、肾功能、血糖、凝血功能等检查，以及传染病学检查和血型检查。这些都属于入院后需要常规进行的术前检查。

（1）血常规检查：该检查在医院较为普及，主要是为了解患者是否存在贫血、炎症或电解质异常等问题。如果检查发现存在贫血，那么术前需要备血或术前输血，以改善贫血状态后再进行手术；如果白细胞数量出现异常，要考虑是否存在炎症改变，需进行抗炎处理后才可进行手术；如果电解质含量、比例存在异常，也需要在术前进行补充电解质等一系列治疗，并调整至正常值后再决定手术。

（2）尿常规检查：主要是为了根据尿常规各项指标是否异常而评估患者的肾功能状况。倘若指标存在异常，需在肾内科医师会诊并调整至正常后再决定手术。

（3）便常规检查：属于"三大常规"项目之一，主要是为了了解消化道炎症情况、出血情况、代谢情况等，倘若存在异常，需在消化内科医师会诊并调整至正常后再决定手术。

（4）肝肾功能检查：主要是为了评估患者的脏器功能和营养代谢水平情况，如果肝肾功能检查结果出现异常，则代表患者代谢可能存在相应问题，情况严重时可能会影响术后康复效果，需在专科医师会诊后根据建议改善其功能后才可进行手术。

（5）血糖：主要是了解患者血糖情况，提高手术麻醉的安全系数。

（6）凝血功能检查：目的是观察患者凝血情况，若凝血功能异常，则可能会造成手术中大出血，也需术前调整并改善后方可进行手术。

（7）传染病学检查：主要是为了解患者是否存在乙型肝炎、获得性免疫缺陷综合征（艾滋病）或梅毒等传染性疾病，属于入院患者常规筛查项目，以便医师在术中做相应准备。

（8）血型检查：术前确认患者血型，以备术中输血。

2. 影像学检查　包括 X 线检查、CT、MRI、心电图、肌电图和彩色超声检查等。

（1）X 线片通常可见不同运动状态下腰椎的整体生理曲度、骨质及椎间隙等结构是否正常。CT 显示最明显的是腰椎的骨性结构，其次是一些小关节、椎管及侧隐窝等结构的特点，其中定量CT（QCT）可以测量人体骨骼体积骨密度，尤其在骨质疏松筛查中应用广泛。MRI 主要检测组织中含水量的变化在软组织、神经系统的病变分辨方面有独特优势，可以清晰看到椎管内神经情况，了解椎旁肌体积和脂肪含量。医师通过不同类型的影像学检查来全面了解患者的患病情况，方便医师根据患者病情确定最合适的手术方案。

（2）心电图属于入院常规检查项目，主要是为了解患者的心脏情况，明确是否存在心肌梗死、心房颤动等心脏疾病。如若存在，需请心内科医师会诊并进行用药调整，确认安全后方可行手术治疗。

（3）肌电图检查是为了解肌肉情况，确认受损神经的部位，以帮助医师确定手术部位。

（4）彩色超声检查属于常规检查。在检查泌尿系统及子宫时，需要憋尿，以便更好地观察脏器回声，而在检查肝、胆、脾、胰腺等脏器时无须憋尿。彩色超声检查主要是为了解内脏及下肢血管的具体情况，明确各脏器及下肢静脉是否存在异常，若有异常则可及时提前处理，以便手术安全进行。

三、术前检查需要家属陪同吗

各个医院在入院后的规定不同：一类医院在入院后允许有一名直系家属陪同，术前检查也可以由家属陪同前往完成；另一类医院在入院后每位患者有专门的护工陪同照顾，术前检查由护工陪同患者一同前往完成。考虑到腰椎手术术前患者存在日常生活自理能力较差的情况，由患者家属或护工陪伴进行术前相关检查比独自检查更方便、快捷。

四、术前需要签署哪些知情同意书

知情同意是指医师应在临床诊疗过程中向患者说明其病情和要进行的各种治疗方案及措施。当出现需要进行手术或特殊检查治疗的情况时，医师需要向患者说明其治疗方案或措施的风险、有无替代方案等情况，并取得其书面同意；不宜向患者说明的情况，应当向患者的近亲属（配偶、父母、子女等）说明，并取得其书面同意。因此，知情同意书不仅是医院已经履行向患者告知义务的证明，也是患者表示自愿接受医疗诊治服务的文件证明，更是医患双方关于治疗方案及措施的一种主要沟通方式。知情同意书主要包括以下内容。

1. 医疗常规内容知情同意 当门诊患者或非手术住院患者的诊疗方案确定时，医师必须与患者针对其病情和对应的诊疗措施进行告知同意谈话，并将其内容以书面形式记录在门诊病历或住院病历中。记录内容应包括患者疾病发生的整体过程及情况、重要的体格检查结果、辅助检查结果、诊断、目前已采取的医疗措施、需进一步进行的诊疗措施、开具药物的使用方法及不良反应、注意事项、并发症及其预后和医疗风险等，并让患者在确认无误后签名，同时医师签名，以及准确填入诊疗日期。

2. 手术知情同意　手术前由手术医师与患者或其家属进行术前谈话，在谈话中应向患者或其家属详细交代术前准备、术前诊断、手术指征、准备进行的手术方案及其危险性、术中及术后可能发生的并发症及预后，尤其是对于重大、疑难手术应预警告知其手术可能造成的损害。在患者或其家属充分了解各项具体情况后，由患者或其家属和手术医师共同签署手术知情同意书。如果为外院专家来院会诊手术，原则上应由外院专家与患者或其家属进行术前谈话，特殊情况下可由第一助手（本院医师）进行术前谈话。在手术进行过程中若出现新情况、新问题或需改变手术方案，必须及时向患者家属说明情况并征求其意见；各项谈话内容都必须在病历上有记载，并有患者家属的签字，同时应及时向科主任和上级医师汇报。手术后参与治疗的医师需要将手术经过、术中所见、术中诊断、术后处理措施、术后可能出现的并发症及防治措施、注意事项等向患者或其家属交代清楚，谈话内容记录在术后的首次病程中，患者或其家属确认后签字。

3. 输血知情同意　医师在给患者输血治疗前，需要向患者或其家属告知输血的目的、可能发生的输血反应和经血液途径感染各类疾病的可能性，在患者或其家属了解并同意后，由医患双方共同在输血知情同意书上签字。

4. 麻醉知情同意　手术患者需要进行麻醉的，在术前应由麻醉医师与患者或其家属进行麻醉前谈话。内容主要包括术前诊断、拟要施行的麻醉名称及方式、麻醉风险及防范措施、术中或术后可能出现的并发症等，在患者或其家属确认后双方在麻醉知情同意书上签字。

5.特殊检查（治疗）知情同意　在实施特殊检查、特殊治疗前，医师必须向患者或其家属告知特殊检查或特殊治疗的相关情况，并由患者或其家属签署同意检查、治疗的知情同意书。内容需包括特殊检查或特殊治疗的名称、检查或治疗的目的、可能出现的并发症及风险、注意事项及防治措施等，在双方确认后进行签字。其中特殊检查、特殊治疗是指：①可能产生不良后果、存在一定危险性的检查和治疗；②由于患者情况危急或特殊，可能对患者产生不良后果的危险检查和治疗；③临床试验性检查和治疗；④对患者可能造成较大经济压力的检查和治疗。

6.特殊情况知情同意　对紧急情况或病情危重的患者在实施抢救手术、有创性检查等情况时，患者本人由于特殊情况无法履行各项知情同意手续，与其亲属又无法取得联系或其亲属无法及时到达履行有关手续，而此时患者的病情危重、又不允许等待时，应由医师提出处理方案，填写相关知情同意书，逐级上报经医院领导批准后实施。

五、术前1天要做哪些准备

1.胃肠道准备

（1）一般患者需在手术前常规禁食水，目前提倡患者于术前2h禁水，术前6h禁食，防止麻醉或手术过程中发生呕吐，导致呕吐物误吸入气管引起肺炎甚至窒息。

（2）一般常在术前1天的晚上排空肠内粪便，防止麻醉导致患者意识丧失后肛门括约肌松弛而使大便排出、污染手术区域，同时也有利于患者术后胃肠道功能恢复。

2.呼吸道准备

（1）呼吸道出现急性感染者，需要积极采取抗感染治疗，除急症手术外，必须在感染治愈1周后方可手术治疗。

（2）痰液较多的患者应于术前给予雾化吸入治疗，每日 2 ～ 3 次，以物理方法配合协助排痰。

（3）哮喘患者可于术前 1 天行地塞米松 0.5mg 或氨茶碱 0.125 ～ 0.25g 进行雾化吸入，每日 2 ～ 3 次，可以有效地改善肺通气功能。

3. 输血、输液　在手术前，须做好血型鉴定和交叉配血试验，提前备好足够数量的红细胞或血浆，以备术中输血使用；凡有水、电解质及酸碱平衡失调情况存在者，应在术前予以积极纠正。

4. 药物过敏试验　术前 1 天应常规做青霉素、链霉素、普鲁卡因的药物过敏试验；有特殊情况者，还需做碘过敏试验、破伤风抗毒素（TAT）过敏试验等，以防在使用药物过程中出现过敏反应而危及生命。

5. 预防术后感染　术前评估手术中是否涉及感染灶或手术切口靠近感染区域，是否为开放性创伤、创面已污染的情况，清创时间较长或难以彻底清创，以及可能存在操作时间过长、创面过大的情况，倘若存在以上情况之一，患者需在术前预防性应用抗生素。

六、哪些口服药物对手术有影响

1. 心血管系统用药　血压调节药物中 β 受体阻滞药（如美托洛尔、索他洛尔等）、钙通道阻滞药（如硝苯地平、维拉帕米等）应在手术当天常规服用，不能随意停药。血管紧张素转化酶抑制药（如卡托普利、依那普利等）和血管紧张素受体拮抗药（如氯沙坦、厄贝沙坦等药物）可能会与手术中的麻醉药物有相互作用，还有利尿药如呋塞米、氢氯噻嗪、螺内酯等，这些药物一般建议患者于手术当天早晨停止使用，可以在医师指导下换用其他类型的降压药物。复方类制剂如利血平，可能会导致患者对其他药物的作用效果反应性变差，甚至消失，麻醉后也易发生一系列的药物反应，不宜于麻醉控制，因此多建议患者在术前应停用该类药物 1 ～ 2 周，在停药前要在医师的指导下改用其他抗血压药物。心脏用药中硝酸酯类药物（如硝酸甘油、异山梨酯等），抗心律失常药物（如地高辛、奎尼丁、胺碘酮等），建议在手术当天常规服用。凝血功能用药中抗血小板药物（如阿司匹林、氯吡格雷）或抗凝血药（如华法林等）长期使用会导致凝血功能减弱，增加脊柱手术中的出血量，以及可能会增加手术后血肿的发生率，一般建议患者于手术前停用氯吡格雷和阿司匹林 1 ～ 2 周，华法林术前停用至少 5 天；活血中（成）药也建议尽早停用，具体药物替代方案可以在医师指导下进行。调血脂类药物中他汀类药物如阿托伐他汀、辛伐他汀、普伐他汀等应在手术当天常规服用，而降三酰甘油类药物如贝特类、烟酸等，一般建议患者于手术当天早晨停止使用。

2. 神经系统用药　抗癫痫药如苯妥英钠、卡马西平等，抗抑郁药如丙米嗪、氟西汀等，抗焦虑药如地西泮、劳拉西泮等，抗精神病药如奥氮平、利培酮等，治疗帕金森病药物如左旋多巴等应在手术当天常规服用，而单胺氧化酶抑制药如苯乙肼、苯环丙胺、异唑肼等，一般建议患者于手术前至少停用 2 周。

3. 呼吸系统用药　镇咳祛痰药物如复方甘草口服液、氨溴索等或肺动脉高压用药如前列环素类药物等，可在手术当天常规服用。结核患者使用的抗结核药应坚持使用，手术当天也应常规服用，不可随意停用，主要是因为随意停药可能会导致结核播散（尤其是处于结核活动期的患者）。

4. 消化系统用药　抑酸、抗反流药物如雷尼替丁、奥美拉唑等，镇吐药物如昂丹司琼、格拉司琼、雷莫司琼、甲氧氯普胺、西沙必利等都应于手术当天常规服用。

5. 内分泌用药　降血糖药物如二甲双胍、吡格列酮、格列本脲、罗格列酮等，建议患者应于手术日早晨停止使用，胰岛素类药物应继续使用到手术当日早晨，糖尿病患者术前禁食后建议停用降糖药

物，建议肾功能不佳的患者术前 1～2 天停用二甲双胍，术前 24h
停用格列美脲和格列奈特；甲状腺功能异常的患者应连续监测甲状
腺功能指标，其用药要根据情况由内分泌科医师会诊后及时调整，
尤其是优甲乐等，手术当天可以停用，术后第 2 天应重新服用。

6. 其他用药　治疗肾病的药物如骨化三醇、铁剂、促红细胞生
成素等，治疗前列腺的药物如特拉唑嗪、坦索罗辛等均可持续服用
直至手术当日；非甾体抗炎药如布洛芬、萘普生等，建议于手术前
应至少停用 5 天；因其他疾病需要长期使用激素治疗的患者，术前
无须停药，可继续服药至手术当日。

七、感冒、发热、女性月经期间及妊娠期间还能进行腰椎手术吗

1. 感冒、发热　感冒、发热时能否进行手术，要根据手术的紧
急程度、具体类型判断，如果患者需要进行腰椎间盘突出的髓核摘
除术、腰椎骨折的切开复位内固定术、经皮微创手术或退变性脊柱
侧弯的脊柱矫形术等择期手术，则不建议在感冒、发热期间进行，
因为生病期间机体的免疫力相比于正常时较弱，而手术和麻醉本身
对机体的消耗很大，如果此时进行麻醉和手术，可能会因为其耐受
力较差而承担更大的风险，手术后也有可能造成原有的感冒、发热
症状加重，对术后恢复及感冒、发热的痊愈都是非常不利的，所以
该种情况下通常建议在感冒、发热完全治愈后再行手术治疗，降低
手术风险的同时还有利于疾病的恢复。若患者发热是因为腰椎结核
或腰椎感染导致的病原菌扩散所致，此时，患者如果因为没有及时
进行手术治疗，不仅原有疾病得不到妥善的治疗，还有可能因为严
重的感染导致感染性休克，甚至危及生命。此种情况患者需要尽快
行手术治疗，针对疾病进行清除感染病灶、抗感染治疗等一系列措
施，才能取得更好的治疗效果，不至于延误病情。

2. 月经期间　在月经期间，女性的凝血功能并没有发生显著异常的变化，免疫力也不会有明显的降低，此时进行手术并没有增加感染风险和导致出血量异常增多的可能，所以从理论上来说，此时进行手术是相对安全、可控的。然而，任何手术都应视情况而定，若患者病情稳定，手术类型确定为择期手术，医师多会选择将手术时间推迟至月经结束后再进行，虽然手术效果没有任何影响，但是这样可以使患者和家属内心的顾虑和担忧减轻，有利于手术的进行；若面临的手术为急诊手术，此时患者是否处于月经期并不是主要的考虑因素，医师都会考虑到病情的危急情况而选择手术治疗。所以，医师一般会根据患者的情况和具体手术类型决定是否于月经期间进行手术。

3. 妊娠期间　对于各类择期手术而言，在妊娠期间不做手术是第一选择，因为麻醉和手术都是对妊娠不利的因素，可能会增加流产或早产的危险性，通常手术医师会建议患者于分娩后再考虑手术。妊娠期间多建议患者卧床休息，如患者手术需求强烈，妊娠中期是比较好的时间选择，此阶段手术对妊娠的危害相对较小。同时，患者如果存在腰椎疾病的相关症状，建议在妊娠前尽早处理。

参考文献

陈鹏，2021. 脊柱结核应用 CT 与 MRI 影像诊断的效果比较 [J]. 影像研究与医学应用，5(9): 49-50.

钱能，季力，张宏涛，2017. 临床体征和影像学检查对腰椎间盘突出症诊断价值 [J]. 影像研究与医学应 用，(17): 71-72.

中华医学会外科学分会，中华医学会麻醉学分会，2021. 中国加速康复外科临床实践指南 (2021 版)[J]. 中国实用外科杂志，41(9): 961-992.

朱珊，王植，张雪宁，等，2021. CT 与 MRI 诊断腰椎间盘突出症的研究进展 [J]. 医院管理论坛，38(9): 53-55.

DICKMAN C A, DETWEILER P W, PORTER R W, 2000. Endoscopic spine surgery[J]. Clinical neurosurgery, 46: 526-553.

LO W C, TSAI L W, YANG Y S, et al, 2021. Understanding the future prospects of synergizing minimally invasive transforaminal lumbar interbody fusion surgery with ceramics and regenerative cellular therapies[J]. International Journal of Molecular Sciences, 22(7): 3638.

MARCHAND A A, O'SHAUGHNESSY J, CHATILLON C É, et al, 2016. Current practices in lumbar surgery perioperative rehabilitation: a scoping review[J]. J Manipulat Physiol Ther, 39(9): 668-692.

第 17 章

腰椎疾病的手术治疗

一、腰椎手术常用的术式及其适应证、禁忌证和并发症

腰椎手术常用术式包括以下几类。

（一）椎体成形术

椎体成形术是在影像引导下通过将穿刺针经皮穿刺到病变椎体后，向椎体内注入骨水泥，以达到增强椎体强度和稳定性，防止塌陷，缓解腰背部疼痛，甚至部分恢复椎体高度目的的一种微创脊柱外科技术。根据是否使用球囊扩张可以分为不使用球囊扩张（PVP）和使用球囊扩张（PKP）两种，既往临床常提及的"椎体成形术"即代指这两种手术方式，但具体术式选择与患者个人情况密切相关，应以临床医师医嘱为准。有研究表明，应用椎体成形术治疗后疼痛缓解率达 70% ~ 95%。除了明显的镇痛效果，椎体成形术还能减少术后并发症的发生。

1. 适应证

（1）椎体肿瘤：椎体肿瘤是经皮椎体成形术最早的使用对象，临床上取得了很好的治疗效果。主要包括椎体血管瘤、骨髓瘤、椎体原发及转移性恶性肿瘤，以及部分椎体良性肿瘤。

（2）新鲜椎体骨折。

（3）椎体的其他病理性骨折：如椎体血管瘤、骨髓瘤合并病

理性骨折等。

2. 禁忌证

（1）相对禁忌证：①椎体后壁破坏者（因骨折或肿瘤）；②成骨性肿瘤；③椎体压缩＞75%。

（2）绝对禁忌证：①未纠正的凝血障碍和出血体质；②严重心肺疾病；③椎体或进针点急性感染；④对手术所需要的任何物品过敏；⑤无症状的稳定骨折。

3. 术后并发症　椎体成形术术后常见以下几种并发症。

（1）骨水泥渗漏：骨水泥如果往椎管方向（即椎体后方）渗漏，可压迫神经，进而导致神经损伤；往前方或两侧渗漏，则有可能导致患者术后出现疼痛。

（2）邻近椎体再骨折：单个椎体经过椎体成形术加强后，其刚性得到一定程度的增加，可导致邻近椎体再骨折的发生。

（3）感染：所有手术均有发生感染的可能，在椎体成形术中，穿刺入路途径的软组织及椎体附近均有发生感染的可能。

（4）过敏反应：较为罕见，据国外文献报道，其发生率约为1/10 万。因其置入物（骨水泥，PMMA 材质）相对患者自身机体而言属于异物，而注入骨水泥无法进行皮肤试验或过敏试验，故极少数患者可能出现排斥反应。

4. 注意事项　椎体成形术手术后应注意以下事项。

（1）手术治疗完毕，建议患者绝对卧床休息 2h 后翻身，监测血压、脉搏、呼吸的变化，注意穿刺部位有无出血、渗血、肿胀情况，观察双下肢感觉、运动情况，有无神经受压。

（2）6h 后，患者开始在床上进行康复锻炼，练习深呼吸、自主翻身、直腿抬高及抗阻力伸膝运动，以增强脊柱活动适应能力及锻炼股四头肌力量。

（3）由于骨水泥在注入 18h 后达到最大强度，所以要求患者在 24h 内卧床休息。24h 后在家属的协助下以腰围护腰可坐起、床边站立，如无不适可在搀扶下行走，最后自由活动。在此过程中严防跌倒。但卧床时间超过1个月或全身情况较差的患者应适当延长下床时间。

（4）术后需要佩戴腰围1个月，家属在护理过程中注意防滑，防止跌倒等意外发生。

（二）腰椎内镜技术

随着经皮脊柱内镜技术的发展和器械的改进，经皮腰椎内镜手术逐渐成为治疗腰椎间盘突出和腰椎椎管狭窄的主要微创术式。与传统开放手术相比，腰椎内镜手术具有软组织损伤小、术中出血少、术后脊柱功能恢复快等优势，近年来得到迅速发展。经皮腰椎内镜手术主要适用于腰椎间盘突出和腰椎椎管狭窄的1～2个节段的微创减压手术。目前临床上最常见的腰椎内镜技术为椎间孔镜技术（percutaneous endoscopic lumbar discectomy，PELD）、后路椎间盘镜技术（microendoscopic discectomy，MED）和单侧双通道内镜技术（unilateral biportal endoscopy，UBE）。

1. 椎间孔镜技术（PELD） 椎间孔镜里面有一个"镜"，一个"椎间孔"，就是把内镜通过椎间孔的天然腔隙，放到出现问题的椎间盘位置，并对已有的椎间盘突出、疝出或游离，在无损伤或最低限度损伤的情况下将髓核摘除（图17-1），其手术切口仅为0.6～0.8cm。此技术无须剥离椎旁肌，保留棘上韧带、棘间韧带、大部分上下关节突，以及未破损的纤维环和后纵韧带，从而尽可能保持脊柱的稳定性，减少了手术对脊柱周围软组织的损伤。该技术根据手术入路的不同，通常又可分为经椎间孔入路椎间盘摘除术（percutaneous endoscopic transforaminal discectomy，PETD）和经椎板间入路椎间盘摘除术（percutaneous endoscopic interlaminar discectomy，PEID）。

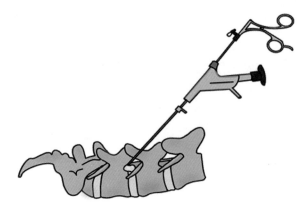

图 17-1 椎间孔镜手术示意图

（1）PELD 适应证

1）腰椎间盘突出：所有严重的腰椎间盘突出，均可以考虑实施 PELD，不仅可以降低手术风险及并发症的发生率，又能减少手术用血量，缩短术后康复时间。

2）腰椎椎管狭窄：PETD 的椎间孔成形术可以去除骨赘、扩大椎间孔和侧隐窝，适用于椎间孔狭窄和侧隐窝狭窄患者。经 PEID 可切除软组织和椎间盘碎片，手术空间大，常用于中央和侧隐窝狭窄患者。

3）腰椎椎体转移瘤：作为一种微创技术，PELD 能够清除转移的肿块并行脊髓和神经根减压。PELD 可行射频消融术，毁损受累的神经根，从而改善神经根痛。

4）腰椎间盘囊肿：PELD 可有效切除突出的椎管内的囊肿并修复断裂的纤维环，已有研究结果显示，PELD 可明显改善腰椎间盘囊肿患者疼痛症状，治疗效果良好。

5）复发性腰椎间盘突出：PELD 翻修术可以避开瘢痕组织，并且能在较短的时间内完成手术，从而预防出血、硬脑膜撕裂和神经损伤等并发症。

另外，由于PELD损伤较小，特别适用于高龄、发育期青少年，以及伴有高血压、心脏病、糖尿病等不能耐受大手术的患者。

（2）PELD禁忌证：①中央型骨性腰椎椎管狭窄及多节段的长节段椎管骨性狭窄；②有腰椎滑脱等节段不稳定；③严重肌力下降、足下垂及马尾综合征；④凝血功能障碍；⑤伴有明显腰椎畸形、肿瘤（部分椎体转移瘤可行PELD治疗），以及合并大块死骨、脓肿，椎体塌陷畸形明显的腰椎感染；⑥曾行椎间盘髓核化学溶解术。

（3）PELD术后并发症：主要包括以下内容。

1）髓核部分残留压迫神经根：由手术过程中椎间盘髓核部分未清除彻底，再次压迫神经根所致。主要表现为术后腰腿痛症状缓解不明显或症状明显加重。若出现此情况，需再次手术解除神经根压迫。

2）硬脊膜撕裂：该并发症发生率较低，主要表现为术后头痛，常发生于椎管内结构粘连较重的情况（如复发性椎间盘突出的翻修手术中）。若出现此情况，手术医师会于术中进行相应修补处理，术后患者应去枕平卧，抬高床尾15°～20°，呈头低足高位。创口渗出多时应积极换药，并于敷料外垫棉垫后用腰围压迫。

3）神经根损伤：神经根损伤是腰椎内镜手术的严重并发症，临床主要表现为下肢力量或感觉减退。如神经根受损，可通过使用营养神经类药物及物理治疗等综合治疗。

4）术后椎间隙感染：术后椎间隙感染常由多种因素所致，如合并其他部位感染、术后血肿形成、术中软组织损伤较多、合并糖尿病等。其主要表现为持续性不规则发热，体温可达37.5℃以上，并伴有腰部剧烈疼痛；少数患者可能以肛门、睾丸抽痛及剧烈腹痛为主要表现。实验室检查可见白细胞、红细胞沉降率、C反应蛋白等炎性指标升高。对于术后椎间隙感染症状轻微的患者，主要采取严格卧床制动、应用抗生素及物理治疗等非手术治疗；对于症状和体征严重的患者，应行椎间隙冲洗及引流术。如果非手术治疗无效，开放性清创和椎间融合是必要的。

5）术后感觉异常：此为腰椎内镜手术后最常见并发症，约有30%的患者发生，主要是由于术中过度刺激或损伤神经根和脊神经节所致。其主要表现为相应神经支配区的疼痛或感觉异常，通常发生在术后数日或数周，持续时间从几天到3个月甚至更长时间，多数患者可以自行缓解。临床主要通过应用营养神经类药物、脱水药及物理治疗来进行处理。

6）术后复发：PELD术后可出现腰椎间盘突出复发的可能，临床上将术后复发定义为术后症状完全缓解6个月后再次出现同一椎间隙同侧或对侧腰椎间盘突出表现，并经影像学检查证实，即为腰椎间盘突出术后复发。术后复发的原因主要为残留的椎间盘组织（包括软骨终板）进一步退变，在应力的作用下，经本已薄弱的纤维环及后纵韧带再次突出。临床上对于其的处理同初发的腰椎间盘突出，经规范的非手术治疗无效后可选择手术处理。

2. 椎间盘镜技术（MED）　后路椎间盘镜技术是治疗腰椎间盘突出的微创手术。该技术是在内镜的监视下，用外科手术器械直接摘除椎间盘突出髓核组织并处理椎管狭窄，手术原理、操作过程、临床疗效同开放式手术。特点是采用微创脊柱内镜技术，皮肤创口仅1.5cm，不剥离椎旁肌，保留棘上韧带、棘间韧带、大部分上下关节突，以及未破损的纤维环和后纵韧带，尽可能保持脊柱的稳定性，以去除突出的髓核组织、肥厚的黄韧带及增生内聚的关节突等神经致压因素，从而使者获得良好的治疗效果。

（1）MED适应证：理论上讲，传统开放腰椎间盘突出的手术适应证同样适合MED，但MED内镜下手术操作受空间和视野的限制，因此MED适应证的选择要比传统开放手术更加谨慎和严格。MED适应证主要包括①腰椎间盘突出、脱出和椎管内游离；②腰椎间盘中央型突出伴马尾神经受压损伤；③腰椎间盘突出合并侧隐窝狭窄及腰椎椎管狭窄；④腰椎间盘突出合并后纵韧带钙化或纤维软骨椎骨化。

另外，MED 损伤较小，因此特别适用于高龄、发育期青少年，以及伴有高血压、心脏病、糖尿病等不能耐受大手术的患者。

（2）MED 禁忌证：随着 MED 配套器械的不断完善、手术技术的不断成熟，从早期对单节段单纯后外侧突出的治疗到目前多节段各种特殊型的治疗，MED 的手术适应证不断拓宽，而其手术禁忌范围则不断缩窄。从理论上来说，MED 禁忌证同开放椎间盘切除术，具体包括①腰椎间盘突出影响生活和工作不明显；②腰椎间盘突出首次或多次发作，未经非手术治疗；③腰椎间盘突出兼有较广泛的纤维织炎、风湿等症状；④临床疑为腰椎间盘突出，但影像学检查结果未见有特殊征象。

MED 相对禁忌证则根据手术医师手术能力及患者病情而定。

（3）MED 术后并发症：MED 术后并发症发生率较低，且大多发生在该技术应用的初期阶段，当手术熟练后并发症发生率便维持在较低水平。临床上常见并发症表现在以下几个方面。

1）硬脊膜破损及脑脊液漏：为 MED 最常见并发症，发生率为 2.5%～6.9%。当出现较小的硬膜破裂，临床上一般采用棉片填塞或生物蛋白胶修补、放置引流以及术后头低足高位卧床等方法处理，如破损较大需转为开放手术修补。

2）椎间隙感染：MED 术后椎间隙感染的发生率为 0.5%～3.2%，是腰椎间盘突出术后最痛苦的并发症。MED 术后椎间隙感染多为亚急性或慢性低毒性感染，于术后 3～20 天出现相关症状，以剧烈腰背肌疼痛和痉挛为其主要临床表现，给患者生理和心理上带来极大伤害。一旦发生腰椎间隙感染首先应制动，并进行适度骨盆牵引以降低椎间隙压力，减轻疼痛，同时使用大量敏感抗生素治疗。非手术治疗 1～2 周后，如症状改善不明显，血液相关炎性指标不下降或继续增高，MRI 显示椎间隙脓肿形成时，应积极手术减压、引流和椎体间融合。

3）神经根及马尾神经损伤：MED 手术中会对神经根进行牵拉，以及用钳子咬除压迫神经的椎间盘、增生骨赘及韧带等结构，而在此过程中可能会对神经根造成损伤。神经根损伤是腰椎内镜手术的严重并发症，临床主要表现为下肢力量或感觉功能减退。如神经根受损，可应用营养神经类药物及物理治疗等综合治疗。

4）椎管内出血与大血管损伤：由于 MED 是在内镜下操作，其工作通道口径仅为 1.6cm，而椎管内静脉丰富，因此极有可能对椎管内静脉丛造成损伤并引起出血。若发生此类情况，手术医师会在内镜下积极进行相关止血操作，如出现难以控制的出血，则可能需要及时转为开放手术。除此之外，内镜下手术视野均为二维图像，因此手术操作过程中难以准确判断操作深度，极易穿破腰椎间盘前缘致腹腔大血管损伤，如术中发现椎间隙内突然有大量血液涌出或患者血压迅速降低，手术医师应立即将患者翻转行剖腹探查和修补。

5）术后复发：其发生原理、症状及处理方式同椎间孔镜术后复发。

3. 单侧双通道内镜技术（UBE）　PELD 解决了很多患者的脊柱退变问题，但针对一些病情比较复杂、需要减压范围比较广泛的患者，可能无法取得较好效果。正是在这样的背景下，出现了新兴的 UBE。UBE 也是一种内镜技术。原有的椎间孔镜技术是单一的通道，而 UBE 是单侧的双通道技术。其中一个通道代表的是内镜的通道（观察通道）；另一个通道是器械通道（实际操作通道），如图 17-2 所示。通过一个通道看，另一个通道做，就如同人的眼和手一样，配合起来相对灵活一些。不像原来的椎间孔镜，在一个通道下既要看还要做，有时顾此失彼。UBE 视野更加开阔，操作也更加灵活，解决的问题更加广泛。

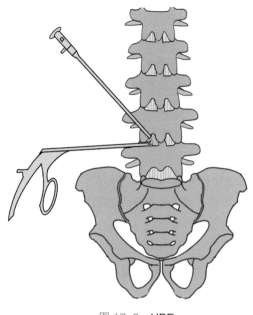

图 17-2 **UBE**

（1）UBE 适应证：①各种类型的腰椎间盘突出；②腰椎椎管狭窄；③轻度的腰椎滑脱（UBE 镜下融合）；④腰椎不稳定伴或不伴上述疾病。

（2）UBE 禁忌证：①不明原因的脊柱疼痛；②重症马尾综合征；③多节段腰椎间盘突出合并广泛严重的椎管狭窄；④腰椎间盘突出合并腰椎滑脱、峡部裂或骨折，轴性症状较重；⑤脊柱畸形（青少年特发性脊柱侧弯、成人脊柱侧弯、半椎体畸形等）；⑥有凝血功能障碍或其他基础疾病不适合手术。

（3）UBE 术后并发症

1）硬膜外血肿：硬膜外血肿是 UBE 的常见并发症之一，发生率高达 24.7%，需手术清理者仅占 1.2%。对于硬膜外血肿的患者，无神经损伤症状者可非手术治疗，一般 3 周内自行吸收，有神经压迫症状者可行 UBE 或开放手术清理。

2）早期复发：早期复发在 UBE 治疗腰椎退行性疾病的发生率约为 2.3%，常发生在术后几天至几周内，表现为症状反复或加重，影像学检查可见同一节段又出现椎间盘突出压迫神经的情况。对于早期复发的患者可先行非手术治疗，无效时需再次手术治疗。

3）硬膜撕裂：硬膜撕裂是 UBE 术中常见的并发症，发生率可达 13.8%，主要表现为术后头痛，常发生于椎管内结构粘连较重者（如复发性椎间盘突出行翻修手术的患者）。若出现此情况，手术医师会于术中进行相应修补处理，术后患者应去枕平卧，抬高床尾 15°～20°，呈头低足高位。创口渗出多时应积极换药，并于敷料外垫棉垫后用腰围压迫。

4）医源性腰椎不稳定：UBE 术后医源性腰椎不稳定的发生率仅为 0.25%，但其可进展为腰椎滑脱，将严重影响患者的生活质量，甚至需二次手术，故应积极预防。预防医源性腰椎不稳定的关键是在手术中减少对骨性结构的破坏，对于 UBE 减压术后进行性腰椎滑脱伴剧烈腰痛或神经压迫症状者，需行椎体间融合手术。

5）术后腰痛及头痛：UBE 术后短期腰痛的主要原因是多裂肌损伤，这与手术器械摩擦、手术时间长、灌洗水压大及术中引流不畅有关，术后给予对症治疗大多可缓解，对于症状严重的患者，可给予甘露醇和甲泼尼龙治疗。术后头痛是由于灌洗水压引起硬膜和颅内压升高所致，于术后短期内即可明显缓解。

4. 腰椎内镜手术术后注意事项

（1）术后卧床：由于麻醉及手术创伤的原因，通常建议患者术后 4～6h 卧床休息，4～6h 后在医护人员的指导下佩戴硬质腰围下床活动。考虑到手术后腰椎间盘破损处及手术损伤，建议术后 4～6 周应尽量卧床休息，也可以适当下床活动，但每次不超过 30min，次数不要太多。对于术后仍有腰痛、椎间盘有巨大突出等患者，术后每次下床时间及次数应适当减少。充分的卧床休息能让椎间盘修复得更好，更利于手术切口的康复。切忌久坐，久站。

（2）术后佩戴腰围：腰椎内镜术后患者建议佩戴腰围4周。长期佩戴腰围对患者有害无益，会引起腰部肌肉萎缩，不利于维持椎体的生理曲度。如非必要，佩戴腰围时间不要超过8周。

（3）术后饮食：手术采用局部麻醉者，术后即可进食；手术为硬膜外麻醉或静脉麻醉者，建议6h后再进食。腰椎内镜手术后一般饮食无禁忌，但术后4～6周应禁烟酒。最好不要进食辛辣刺激性食物等。糖尿病患者，术后应继续糖尿病饮食，有效控制血糖；高血压病患者需要低盐饮食、控制血压等。

（4）术后劳动的问题：术后3个月内不得过劳；6个月内不得从事长期弯腰或长时间蹲着的工作或活动，也不宜长时间坐着（每30～60分钟趴下或躺下10min，或每30分钟用双手撑着椅面抬起臀部1min）。洗衣服时尽量把盆子放在齐胸高处。抬重物不超过10kg，尽量弯腿、不弯腰；下蹲拾物。一般软组织修复时间为2周，理论上2周以后可以恢复性生活，性生活的恢复以不产生临床症状及避免腰部过度活动为主，并以合适的体位，如男性手术，女上男下；女性手术，则男上女下。

（三）腰椎椎体间融合术

腰椎椎体间融合术（lumbar interbody fusion，LIF）是一种针对退行性腰椎疾病的安全有效的治疗方式。与单纯的椎管减压手术相比，LIF不仅可实现对神经结构的减压，并可在切除椎间盘后在椎间隙内放置椎间融合器及小骨块，从而在后期使上、下两个椎体融合，极大地改善相应节段不稳定的情况，增加脊柱的稳定性。目前腰椎椎体间融合术是一种成熟的手术策略，适用于多种脊柱疾病，包括腰椎退行性疾病、创伤、肿瘤和需要矫正的畸形。

1. **腰椎融合术种类**　自腰椎椎体间融合术问世以来，各种新的手术入路层出不穷，如图17-3所示。目前常用的后方入路有两种，即后路腰椎椎体间融合术（posterior lumbar interbody fusion，

PLIF）和经椎间孔腰椎椎体间融合术（transforaminal lumbar interbody fusion，TLIF）。经前方入路的有腰椎椎体间融合术（anterior lumber interbody fusion，ALIF）、经斜方入路的腰椎椎体间融合术（oblique lumber interbody fusion，OLIF）、经侧方入路的腰椎椎体间融合术（lateral lumber interbody fusion，LLIF），这3种入路是目前较为常用的前侧方入路，与PLIF和TLIF相比，这些入路可以进行微创操作，避免对椎旁肌肉和脊柱后柱的破坏，同时能够显露更广泛的椎间盘空间。下面将对以上5种常用的手术入路的适应证及优势进行逐一介绍。

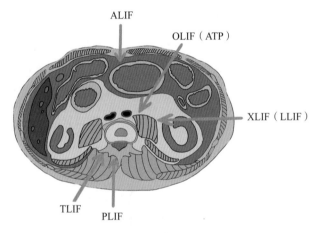

图 17-3　椎体间融合术不同手术入路

ALIF. 前路腰椎椎体间融合术；OLIF（ATP）.斜外侧腰椎椎体间融合术，亦称为 ATP 技术；XLIF（LLIF）.侧路腰椎椎体间融合术；PLIF.后路腰椎椎体间融合术；TLIF. 经椎间孔腰椎椎体间融合术

（1）后路腰椎椎体间融合术：PLIF 是国内应用更为广泛的腰椎椎体间融合术。PLIF 适用于患有节段性腰椎不稳定、复发性椎间盘突出、有症状的椎管狭窄和需进行后方减压者。禁忌证主要包括严重骨质疏松、Ⅲ度以上腰椎滑脱、严重的硬膜外瘢痕、椎间隙活动性感染等。PLIF 技术的主要优势在于可在直视下对神经根及硬膜

囊进行减压操作，减压效果确切，安全性较高。

PLIF 术后并发症主要包括：①手术切口较长，术中长时间对椎旁肌肉牵拉，导致术后腰背部疼痛，甚至肌肉萎缩；②可能加速邻近节段退行性改变的发生；③术中硬膜囊及神经根损伤，其中神经根损伤是 PLIF 最为严重的并发症。

（2）经椎间孔腰椎椎体间融合术：TLIF 是在 PLIF 基础上发展而来的一种更精细化的腰椎融合术，其相比于 PLIF 优势在于直接、单侧进入椎间孔空间，同时减少对脊柱肌肉和结构完整性的直接解剖和手术创伤。通过仅打开一侧的椎间孔，可以减少对重要解剖结构如神经根、硬脑膜和黄韧带的损伤。

TLIF 适应证包括所有的退行性病变，以及广泛的椎间盘脱垂、退行性椎间盘疾病、复发性椎间盘突出、假关节病和症状性脊椎病。禁忌证与 PLIF 相似，包括广泛的硬膜外瘢痕、蛛网膜炎、活动性感染、神经根粘连（可能妨碍进入椎间盘空隙）和骨质疏松。

TLIF 术后并发症同 PLIF 相似，主要包括：①术中长时间对椎旁肌肉的牵拉，导致术后腰背部疼痛；②可能加速邻近节段退行性改变的发生；③术中硬膜囊及神经根损伤。

（3）经前方入路的腰椎椎体间融合术：目前，ALIF 作为一种安全有效的治疗方式已得到广泛应用。ALIF 的前方入路对椎管内结构的干扰非常小，避免神经根和硬膜囊受损及瘢痕形成，不会损伤腰椎后部骨性结构及椎旁肌，从而避免腰椎不稳定的发生。并且 ALIF 椎间融合器较大，植骨量相较 PLIF 及 TLIF 更多，因此更有利于椎体间融合。

ALIF 的主要适应证包括椎间盘源性腰痛、退行性腰椎不稳定、腰椎滑脱（＜Ⅱ度）。手术禁忌证包括过度肥胖、来源于后柱的腰椎椎管狭窄、既往有经腹膜后间隙手术史、腰椎滑脱（＞Ⅱ度）和严重骨质疏松。

ALIF 术后并发症主要与手术入路相关，包括：①血管损伤和血栓形成，尤其是对髂静脉的损伤是手术入路和椎间盘摘除过程中的一个主要问题；②男性逆行射精；③术中损伤腹直肌鞘。

（4）经侧方入路腰椎椎体间融合术：又称为极外侧入路的椎体间融合术（extreme lateral interbody fusion，XLIF）或正侧方入路的椎体间融合术（direct lateral interbody fusion，DLIF），是一种对患者创伤较小的新型手术入路。LLIF 适用于需要进入从 $T_{12}\sim L_1$ 椎间盘到 $L_4\sim L_5$ 椎间盘空间的患者。该技术不适用于 $L_5\sim S_1$ 椎间盘水平，因为髂嵴的位置阻碍了侧向通路。LLIF 同 ALIF 一样，不破坏椎体后方结构，亦不会侵扰椎管内神经组织。除此之外，其优点还在于不经腹膜腔、无须分离大血管和神经丛，因而大大减少了并发症发生率。另外，LLIF 所使用的融合器较宽，与椎体终板接触面积更大，因此会减少术后椎间融合器沉降情况的发生。LLIF 的主要适应证包括腰椎退变性疾病合并脊柱不稳定、复发性腰椎间盘突出、退行性腰椎滑脱（＜Ⅱ度）、腰椎退行性脊柱侧弯（是矢状面和冠状面畸形矫正的最佳选择），以及后外侧融合失败需二次融合的手术患者。主要禁忌证包括严重骨质疏松、来源于后柱的腰椎椎管狭窄、先天性椎管狭窄、具有腹膜后手术史且伴有严重的瘢痕形成、退行性腰椎滑脱（＞Ⅱ度）及极低的 $L_4\sim L_5$ 椎间隙患者。

LLIF 的主要并发症包括：①在腰大肌做椎间穿刺及置入套管时，可能会对腰骶神经丛造成牵拉损伤，导致患者大腿前侧出现疼痛、麻木症状；或对腰大肌挤压，导致患者术后屈髋无力。但以上两种情况均为可逆的，可在术后 3 个月或 6 个月内逐渐改善。②术中血管损伤，特别是在 $L_4\sim L_5$ 椎间隙水平血管损伤，如果发生可能难以控制。③腹部脏器损伤。LLIF 采用腹膜后经腰大肌入路，该手术入路可能会损伤一些腹膜后位器官（如输尿管等），但此种情况并不多见。④据报道 LLIF 患者术后迟发性腹壁假疝发生，但该情况较为罕见。

（5）经斜方入路的腰椎椎体间融合术：或称为腰大肌前方入

路（anterior to psoas，ATP），是通过腹膜和腰大肌之间的通道进入椎间盘间隙进行操作的腰椎微创入路。OLIF 优势基本同 LLIF 技术，除此之外，OLIF 是通过腹膜和腰大肌前缘之间的天然间隙到达目标椎间盘，因此其相较 LLIF 可避免腰大肌及腰丛神经受损。OLIF 的主要适应证包括所有腰椎退行性病变。与 LLIF 类似，OLIF 非常适用于矢状面和冠状面畸形矫正，尤其是腰椎退行性侧弯伴侧滑脱。OLIF 也可适用于 $L_1 \sim S_1$ 椎间隙的任何节段。其主要禁忌证包括腰椎滑脱（＞Ⅱ度）、中重度腰椎椎管狭窄、骨性中央型椎管狭窄、中重度退变性腰椎后凸，以及血管、腰大肌解剖条件不佳，中、重度骨质疏松和过度肥胖。

OLIF 的主要并发症包括：①存在交感神经功能和血管损伤的风险；②同 LLIF 相似，OLIF 最常见的并发症是一过性的大腿麻木和髋关节屈曲无力，这亦是由于腰大肌和相关的感觉神经在术中被工作通道牵开挤压所致；③ OLIF 手术过程中亦可能发生输尿管等腹膜后位脏器的损伤。

2. 腰椎融合术并发症 以上对椎体间融合术的各种手术入路及其适应证、禁忌证和手术入路相关并发症进行了介绍。然而，还有一些并发症为椎体间融合术所固有，与上述不同手术入路无关。

（1）终板损伤：终板损伤会导致患者出现严重的腰痛，以及融合器移位、内固定失败等情况的发生，大大延长患者卧床及制动时间，影响椎体间融合速度与融合质量。目前认为此类并发症的发生与患者骨质疏松、手术医师处理终板时操作不当，以及融合器高度过高等因素相关。

（2）不融合 / 假关节形成：指腰椎融合术后 1 年，手术节段融合失败。此为腰椎融合术最为严重的并发症，发生率为 5% ～ 35%。假关节形成的发生与高龄、吸烟、应用糖皮质激素、维生素 D 缺乏密切相关。

（3）椎间融合器沉降：是指椎间融合器嵌入上、下椎体内超过2mm，此时融合器可能向下终板或上终板迁移，甚至向侧面迁移，并导致骨不融合、椎间高度丧失及矢状面或冠状面的失衡。此并发症的发生与较大的体重、骨密度较差、术前椎间高度较低、融合器置入位置及融合器大小密切相关。LLIF、OLIF等技术所使用的融合器较宽，与终板接触面积更大，且可横跨患者椎体两侧骨骺环从而接触终板外圈的骨皮质部分，因此相较于PLIF、TLIF等技术可在一定程度上降低椎间融合器沉降的发生。

3.腰椎融合术后短期内注意事项

（1）腰椎融合手术患者出院后应以休息为主，饮食方面注意加强营养，特别是要有足量的蛋白质摄入，以补充伤口修复过程中消耗的蛋白质，并维持足够的免疫力。

（2）患者术后卧床期间要注意下肢肌肉的锻炼，可通过直腿抬高进行练习或通过膝关节下压的方式增强肌肉力量，每天要尽量多做。此外，对于卧床时间长的患者，还要多活动踝部以预防下肢血栓形成。

（3）患者术后每天下床活动次数及活动距离都没有具体的标准，可根据自身情况量力而行，逐步恢复至术前日常活动所需强度即可。

（4）患者术后需严格佩戴腰围3个月。腰围可在卧床休息时取下，其余时间都应佩戴。3个月后依据门诊复查结果遵医嘱可逐步取下腰围。

（5）术后早期，部分患者会经历由于神经水肿导致的小腿和（或）足部刺痛、麻木等症状，如果比较明显，可通过服用非甾体抗炎药、消肿药物和神经妥乐平得到缓解，最终在一段时间后能稳定在一个比较舒适的状态，但未必一定完全没有症状，因为神经可能无法完全修复。此外，疼痛、无力症状术后恢复得较快，但麻木感恢复时间较长。

（6）行腰椎椎体间融合手术的患者术后一定要戒烟。吸烟已被证实对骨的融合有相当不利的作用，如果椎体间融合失败，则可能出现内固定松动、断裂等，严重者甚至需要二次手术。

（7）患者术后应尽量少弯腰，术后3个月可开始锻炼腰背部肌肉，比如小燕飞或五点支撑。除此之外，游泳也是一项非常推荐的运动，这些都有助于缓解手术导致的腰痛，也有利于预防或减缓相邻节段椎体退变的情况。

（四）腰椎截骨矫形手术

腰椎后凸或侧后凸畸形不仅引发患者腰背部顽固性疼痛，还可造成患者严重的心理障碍，影响患者的工作与生活。因此，矫正腰椎后凸畸形显得尤为重要。但是，腰椎矫形手术创伤大、风险高、技术复杂，稍有不慎即可对患者造成严重损害。由于技术进步，脊柱截骨技术越来越广泛地应用于脊柱畸形的矫正。

1. 分类　文献报道有多种多样的截骨矫形方法，依据截骨范围由小到大，基本可概括为以下6级。

（1）1级——关节突部分截除：也就是脊柱外科医师常说的SPO截骨（Smith-Petersen osteotomy），手术截除棘突及部分关节突关节，不切除椎板、黄韧带和上关节突。SPO截骨主要用于治疗强直性脊柱炎腰椎曲度消失。矫正后凸8°～10°。

（2）2级——Ponte截骨：主要切除全部关节突、部分椎板及黄韧带。Ponte截骨可矫正脊柱侧弯及后凸畸形，单节段可矫正10°～15°。

其中1、2级截骨切除的都是椎体后方结构，因此也称为后柱截骨术（posterior column osteotomy，PCO）。

（3）3级——经椎弓根截骨：亦称为PSO截骨（pedicle subtraction osteotomy）。手术要先切除椎弓根，再经两侧椎弓根残端楔形切除部分椎体骨质。主要用于强直性脊柱炎后凸畸形的治疗，矫正后凸可达30°。

（4）4级——BDBO 截骨（bone-disc-bone osteotomy）：一种改良的 PSO 截骨，切除部分椎体及上或下 1 个椎间盘，适用于治疗陈旧性椎体骨折并脊柱后凸畸形，矫正角度更大，促进上、下骨接触面愈合。矫正后凸可达 40°。

（5）5级——椎体切除：又称为 VCR 截骨（vertebral column resection），是对一个椎体及其上、下椎间盘进行切除，手术创伤极大，后凸矫形可达 50°。主要适用于治疗严重的角状后凸，包括部分先天性畸形、神经纤维瘤病及脊柱结核后凸畸形。

（6）6级——VCRs 截骨：即多个节段的 VCRs 截骨，可应用于脊柱严重后凸及肿瘤、结核的手术治疗。VCRs 截骨创伤大、并发症多，应严格把握手术适应证。

2. 术后并发症　腰椎截骨矫形手术部分并发症同前述腰椎手术，包括神经损伤、硬膜破裂、腹主动脉损伤、椎管内血肿、感染、邻近节段退变等；除此之外，腰椎截骨矫形手术一般手术固定节段较长，内固定所受应力较大，因此还会出现以下并发症。

（1）交界区问题：包括近端交界性后凸（proximal junctional kyphosis，PJK）和远端交界性后凸（distal junctional kyphosis，DJK）。此类并发症多发生于脊柱畸形的长节段矫形固定融合术中，轻者仅在影像学检查（即片子上）中有相关改变，严重者可合并一些临床症状，主要包括疼痛、神经受压症状、活动受限、社会功能障碍及不能目视前方。如果发生此类并发症，需由专业医师进行评估，严重者可能需要二次手术进行翻修。

（2）断棒、断钉及内固定松动：截骨矫形手术内固定器械所受应力较大，因此可能出现术后断棒、断钉及内固定松动情况，其发生率为 7.1% ~ 15.8%。该并发症的发生与患者骨质疏松、手术节段较长、后凸畸形残余等因素密切相关。发生此并发症后应依据专业医师评估结果选择合适的处理策略。

3. 术后注意事项　腰椎截骨矫形手术术后注意事项基本同腰椎

融合术，但对于截骨矫形范围较大、节段较多的患者，因其手术创伤更大，因此在下床活动时间及日常活动恢复方面，可依据自身情况适当进行延后。

（五）腰椎内固定技术

腰椎内固定术一般指腰椎椎弓根螺钉（pedicle screw fixation，PSF）内固定技术，即在两侧椎弓根置入螺钉，并以连接棒固定。该技术较为成熟，临床应用广泛，一般可单独应用于椎体骨折，为骨折愈合创造条件；或联合腰椎椎体间融合术和截骨矫形术治疗肿瘤、退行性变、椎管狭窄、脊柱畸形等疾病。该技术并发症主要与椎弓根螺钉置入位置不良导致周围软组织损伤相关，包括神经结构及周围血管的损伤。除此之外，体内的椎弓根螺钉由于长期受到应力还可能出现松动、拔脱甚至断裂的风险。特别是骨质疏松患者，由于其骨量减少、骨组织结构退化，因此难以获得有效的骨 – 螺钉把持力从而在术后出现螺钉松动的可能性较大。临床上针对此类情况也提出了一系列 PSF 的改进方法，具体包括如下内容。

1. 骨皮质轨迹（cortical bone trajectory，CBT）螺钉技术　CBT 螺钉技术同样也是从椎弓根部位置入螺钉，但置钉方法与传统 PSF 有较大差异。除此之外，CBT 螺钉技术使用的螺钉与传统 PSF 也有差异，其直径更小、长度更短，螺纹排布更紧密。CBT 螺钉技术的优势在于独特的钉道增加螺钉与骨皮质的接触面积进而增加螺钉的把持力，较好地解决了骨质疏松患者 PSF 把持力不够的难题。另外，其更加靠近中线的进钉点减少对背部肌肉软组织的剥离范围，手术创伤相对降低。目前国内外已有多项研究证实该技术在腰椎创伤、肿瘤及退变性疾病中取得了良好的疗效。

2. 骨水泥强化椎弓根螺钉　为了增强椎弓根螺钉在疏松骨质内的把持力，临床医师尝试使用骨水泥加强螺钉稳定性的方法。诸多研究结果表明，使用骨水泥加强后，椎弓根螺钉固定的刚度和强度显著增加,其平均抗拔出强度可达普通椎弓根螺钉的2倍左右。然而,随着骨水泥加强螺钉使用数量的增加,与之相关的诸多并发症的风险也逐步浮现出来,其中最为常见的是骨水泥渗漏(既往文献报道其发生率最高可达26.2%)。此外,还存在发生包括骨水泥热损伤、肺栓塞及邻近椎体压缩骨折等其他并发症的风险,而且其翻修较为困难。

3. 可膨胀椎弓根螺钉 上文中提到骨水泥强化椎弓根螺钉具有一系列的并发症,为了避免使用骨水泥带来的各类并发症的风险,学者们设计开发了一类替代骨水泥加强螺钉把持力的新型螺钉——膨胀螺钉。该种螺钉置入椎体后,通过其位于椎体骨质内部分螺钉的膨胀,增加螺钉与周围骨质的接触面积,并通过压缩周围骨质来增加周围骨质的密度,从而显著增强螺钉的抗拔出力。有研究显示膨胀螺钉增强其固定稳定性的效果类似于骨水泥,但可以克服后者带来的相关并发症的问题。

4. 椎弓根双螺钉技术 是指在同一椎弓根内置入传统椎弓根螺钉和CBT螺钉,此技术在骨质疏松椎体固定中能提供更高的固定强度。除此之外,由于CBT螺钉的置钉路径与传统椎弓根螺钉不同,因此其亦可以作为腰椎翻修手术的一项选择。但该技术存在一定的局限性,如置钉成功率不高,且在实际置钉过程中容易出现位置不良、置钉失败等并发症,因此在临床中应用并不广泛。

二、腰椎手术的麻醉方式是什么?有哪些注意事项

(一)腰椎手术麻醉方式

腰椎手术的麻醉方式主要有全身麻醉和局部麻醉两类。全身麻醉主要通过气管吸入或静脉注射麻醉药物完成,患者在整个手术过程中都属于意识昏迷状态,为了方便医师知晓患者手术中的各项生

命体征监测和对呼吸的管理，需要对患者进行气管插管和动脉血压监测。全身麻醉常见的腰椎手术有腰椎减压融合内固定术、腰椎骨折钉棒内固定术等。局部麻醉是指在手术过程中只在手术部位的周边进行麻醉，整个手术过程中患者意识清晰，可以自主配合手术医师完成手术操作。常见的腰椎手术包括经皮椎体后凸成形术（PKP）、椎间孔镜髓核摘除术等。

（二）麻醉相关注意事项

麻醉相关注意事项主要包括术前麻醉注意事项和手术当天注意事项。

1. 术前麻醉注意事项

（1）禁食、禁水：手术前的饮食应以清淡饮食为主。全身麻醉时，患者的意识属于昏迷状态，对外界的刺激无反应，自身的各种保护性反射也会因为麻醉而被抑制，此时如果发生呕吐，由于呛咳这类保护性反射被抑制，其内容物很容易进入气管甚至肺内，引起肺炎甚至窒息。根据 2021 年《中国加速康复外科临床实践指南》，为了减少手术前患者饥饿、口渴等不良反应发生，缩短了术前禁食、禁水的时间，目前提倡患者于术前 2h 禁水，术前 6h 禁食。然而，医师会根据正常人体的消耗进行静脉补充液体以确保手术的安全进行。

（2）药物：见第 16 章"六、哪些口服药物对手术有影响"。

（3）戒烟戒酒：吸烟、饮酒在入院后应常规停止。长期吸烟会增加支气管炎、肺气肿、肺源性心脏病、肺炎或肺癌、心肌梗死、脑梗死的发生率，同时也会增加术后痰液的分泌量，不利于麻醉后苏醒的操作安全。有研究显示，术前戒烟 4 周可显著缩短术后住院时间、降低伤口感染风险和并发症的总发生率；而长期饮酒，会影响药物在肝的代谢，也会影响血小板的功能，增加麻醉风险，不利于麻醉进行。根据 2021 年《中国加速康复外科临床实践指南》，术前戒烟戒酒可以减少术后并发症发生率及促进康复。

（4）皮肤准备：术前一晚应清洁皮肤，如有需要，还应在医师指导下进行手术区域皮肤的显露准备。手术时不要化妆，保持皮肤清洁，尽量去掉所有首饰、配件、义齿、隐形眼镜等。

（5）情绪管理：在手术前出现紧张和焦虑情绪正常，但是过度紧张可能会导致血压升高，增加麻醉风险。在手术前要尽量保持一个平常心态，正确认识手术，相信医师，可以通过转移注意力、深呼吸等方式减少紧张情绪的影响。

2. 手术当天注意事项

（1）体位及肢体活动：全身麻醉手术术后当天主要以平卧位为主，在无任何不适感觉时可以轻微活动四肢，6h后如无不适反应，可以自由翻身甚至侧卧。

（2）饮食：全身麻醉术后6h内禁食、禁水，以免引起呕吐及误吸。术后几天也应以清淡饮食为主，也可以吃些水果等，帮助身体恢复。然而，糖尿病、高血压患者要注意饮食结构的调整。

（3）疼痛：脊柱手术术后会出现不同程度的疼痛，可以使用镇痛泵来缓解疼痛，如果镇痛效果不佳或引起药物不良反应，则应停止使用并请医师给予其他镇痛药物。

（4）呕吐：全身麻醉或脊椎麻醉手术术后经常发生呕吐，通常与麻醉药物在体内的遗留反应、镇痛泵的不良反应或身体素质差有关。为防止发生呕吐而导致误吸，术后应将头偏向一侧。

三、术中脊髓监测是什么？对腰椎手术有什么帮助

术中脊髓监测就是应用各种神经电生理技术，监测术中的神经系统功能。该项监测能为术者提供及时的神经功能检测信息，帮助手术医师了解患者神经情况，有助于防止或降低手术中神经损伤风险。

手术中神经系统监测的主要目的是：①为了尽可能在手术中随时监测神经系统的情况，以便能尽早识别手术对神经造成的损害而停止或规避伤害操作，方便找到原因，避免对神经造成永久性的损伤。而神经系统监测也有利于及时纠正暂时性的神经损伤，避免进一步的伤害。②协助手术医师辨别神经受损的部位和节段，并检查其神经或神经束功能是否完整、良好。③可以协助手术医师辨别不清楚的组织结构，特别是在穿过或围绕在组织或肿瘤上的神经纤维。④可以较早地发现手术中神经系统的变化，比如低血压或缺氧等情况引起的神经系统的反应性系统改变、神经电生理监测信号的变化，多数早于系统变化。神经电生理检测信号的明显变化有助于鉴别系统性的变化是否对机体有害。此外，脑电图和肌电图还可以帮助了解麻醉深度。⑤可以提示手术医师目前手术步骤是否有造成神经损伤的可能，为其手术操作提供实际依据。比如椎弓根置入的螺钉与脊髓或神经根的距离判断、脊柱侧弯的矫正程度的判断。⑥手术中神经监测也可在心理上给患者及其家属予以安慰。

四、腰椎手术一般需要多长时间

1. 腰椎骨折　手术时间和手术方式与手术难易程度相关。如果是老年人不严重的腰椎压缩骨折，可以选择椎体成形术等微创手术治疗，一般 40min 左右就可以完成；如果是严重的腰椎爆裂骨折，一般需要行切开复位钉棒系统等内固定治疗，手术时间一般在 2h 左右；如果是多节段的严重损伤，手术时间还会明显延长，甚至需要 3 ～ 4h；腰椎骨折手术除了手术时间，还有麻醉及物品准备的时间，一般约需 30min。

2. 腰椎间盘突出　一般来说，MED 需要 20 ～ 40min；经椎间孔镜手术，通常需要 30 ～ 60min；如果合并腰椎滑脱或椎管狭窄需行椎体间融合手术，因为这类手术需要做植骨融合内固定，手术步骤比较多，通常一个节段需要 1.5 ～ 2h。

3. 椎腰椎管狭窄　一般有微创手术和开放手术。如果采取微创手术如椎间孔镜手术，手术操作时间比较短，一般手术时间大概是 1h，部分操作熟练的医师可能会更快；如果是开放手术，根据开放手术的方式，手术时间有所不同，如开窗或椎板切除或其他内固定手术，往往需要 1 ～ 2h 或 3h 左右。各种患者的具体情况不同，手术时间亦可能会有所区别。

4. 腰椎滑脱　腰椎滑脱种类很多，手术方式选择不同，手术时间也不尽相同。其中较为常见的退变性腰椎滑脱，如果不合并其他问题，单纯一个节段的腰椎滑脱通过植骨融合内固定术进行治疗，通常是 2h 左右。

五、腰椎手术能达到怎样的治疗效果

1. 腰椎间盘突出　腰椎间盘突出患者手术后治疗效果和多方面原因相关。有的患者因为神经根受压时间过长，而且由于反复推拿、按摩，神经根和突出物粘连牢固，因此手术分离神经根粘连时，有可能部分损伤神经根；有的患者的神经根因长期受压已有不同程度的损害，手术切除了压迫的突出物，但受损的神经根已无法恢复；还有在手术过程中，为了摘除椎间盘，在分开、牵拉神经根时，可能加重神经根水肿，术后症状可能会加重，如果神经根无受损，待水肿慢慢消退后症状即会消失；此外，手术对机体是一种创伤，手术后的血肿也可压迫马尾神经，加之患者抵抗力差或其他原因，还可能引起椎间隙感染或伤口感染，这些都可能使症状比手术前更为严重。由于手术与其他疗法一样，不能绝对保证症状能完全消失，也不能保证症状不再复发，同时术后神经根也有粘连的可能。

2. 腰椎椎管狭窄　手术效果首先取决于诊断，包括对腰椎椎管狭窄的程度、范围的准确评估，如果诊断不准确，必然会影响手术效果。如果患者同时有腰椎椎管狭窄和神经根管狭窄，若术前忽视神经根受压的因素，只做椎板减压，则术后效果肯定不佳。其次，手术效果取决于对合并症的处理。如果患者腰椎椎管狭窄同时伴有腰椎间盘突出或腰椎滑脱或腰椎不稳定，手术减压时，要进行椎间盘髓核摘除或腰椎内固定及植骨融合术。一般来说，只要诊断正确，手术减压彻底、充分，优良的手术效果是肯定的，国内学者报道腰椎椎管狭窄的长期效果的优良率约为89%，国外学者报道为85%。

3. **腰椎滑脱**　腰椎活动依赖于脊柱的运动单位，即相邻的两个椎体及其间的椎间盘，所有的运动如前屈、后伸、旋转等均发生于运动单位，治疗腰椎滑脱的手术方法需在滑脱的椎体之间植骨融合、适当内固定，即手术结果是将脊柱的一个运动单位融合固定成为一个整体，这势必会对脊柱的运动造成一定程度的限制。然而，脊柱在运动过程中有许多运动单位参加，加上骨盆与腰骶关节的代偿作用，因此腰椎滑脱手术后，一般不会对腰部的活动造成严重影响。

4. **腰椎骨折**　腰椎骨折术后能够起到固定作用，并且可以使受损椎体成形，可以减轻患者疼痛，促进骨折部位较早康复。

5. **退变性腰椎侧弯**　该种侧弯疾病是由于椎间盘、腰椎关节等脊柱结构退变老化及骨质疏松而导致，多见于中、老年人。通过手术治疗，可以达到矫正脊柱畸形、解除神经压迫、恢复脊柱的稳定性的目的，但会导致脊柱运动受限。

6. **强直性脊柱炎**　该病手术治疗主要适用于晚期、有严重脊柱畸形影响生活者，以及有髋关节强直畸形患者。手术主要是矫正部分畸形，提高患者的生活质量，对于严重的脊柱后凸畸形患者，采用脊柱后路截骨矫形术，使后凸的脊柱变直，患者可以达到平视，大大提高患者的生活质量。

7. **腰椎肿瘤**　腰椎肿瘤的治疗原则是切除病灶，重建脊柱稳定性，预防或治疗偏瘫。对于良性肿瘤，一般行病灶切除术即可，必要时可行植骨融合术；对于腰椎恶性肿瘤或转移性肿瘤，由于该类肿瘤破坏性大，病程进展快，截瘫发生率较高，所以在病灶清除术的同时，大都需要重建脊柱稳定性及椎管减压术，防止截瘫，对于脊柱转移性肿瘤，手术可以预防截瘫，提高晚期肿瘤患者的生活质量。

8. 脊柱结核　脊柱结核手术最常见的是病灶清除及植骨融合术。病灶清除后，必然会影响脊柱的稳定性，术后脊柱结核患者应卧硬板床以保持脊柱的生理曲度，卧床 3～6 个月后，待 X 线检查证明病灶已稳定、植骨块已愈合、红细胞沉降率已恢复正常时，才能允许其下床活动。脊柱结核治愈后，脊柱稳定性将逐渐恢复，患者可从事正常的体力劳动或体育锻炼，但应循序渐进，量力而行，不宜过度疲劳。

六、哪些患者术后需要转入 ICU

ICU 是英文"intensive care unit"的缩写，意为重症加强护理病房。ICU 是随着现代护理水平的提高和护理专业的发展、医疗设备的升级和医院制度的完善而出现的一种集现代化医疗护理技术为一体的护理形式。

相比于普通病房，ICU 有如下特点：①护士和患者是一一对应的，每位患者全天 24h 都有人护理，一名护士负责一个床位的患者；②患者身上连着监护仪，患者的各项体征数据都直观地反映在仪器上，如血压、心率、血氧饱和度、脉搏、体温等，可以实时监测其生命体征数据；③如患者发生危险情况，ICU 内有各种抢救设备可供及时使用。

手术后患者都需要先进入 ICU 进行过渡，之所以住进 ICU，主要是出于以下 4 个方面的考虑。

1. 监测生命体征　连续实时监测各项生命体征，随时发现情况并及时进行处理。患者在手术结束后不能立即从麻醉状态中苏醒过来，这时患者的各项生命体征都处于不稳定的状态，极易发生危险，尤其是术后早期患者心功能水平较低，需要强心药物进行支持。患者此时需要连续地监护以备出现危险情况。监护指标主要包括体温、呼吸频率、血压、心率和血氧饱和度等。另外，也需要定时对患者的血液、尿液等体液进行检验，主要包括有电解质、肝功能、肾功能及凝血时间等。在 ICU 中 24h 都有专职医师和护士值班，但凡患者任何指标出现异常就可以得到及时的处理和纠正，从而将患者的各项生命指标保持在正常范围。

2. 预防感染　术后短期内手术切口还未愈合，同时该时期患者的抵抗力一般比较低下，若在普通病房，环境中存在大量的细菌，容易导致患者出现各种细菌感染。一旦发生感染，不仅增加治疗费用，而且感染会对此时抵抗力低下的患者的生命安全造成严重威胁。在 ICU 内，通常采用的是层流式通风，并且会定期严格消毒，发生细菌感染的可能性要远低于在普通病房中。因此，手术后的患者在 ICU 中接受治疗，能够有效预防细菌感染的发生。

3. 完善连续的心功能支持　除此之外，由于手术本身是对机体的一种消耗，对于心肌的伤害会影响心功能，导致心功能低下，这时如果要保证正常血压的维持，又要使心肌泵血时不额外增加过多的心肌负荷，就需要对患者的心功能进行完整准确的监测评价和对心脏的支持治疗，评价方法有右心导管心排血量监测，同时也要防止患者在术后出现心律失常等，因此需要进行连续的心律监测，一旦出现异常，即可以立即进行纠正。在 ICU 内，每个病床均配有心电监护仪，还配备有专门的药物和仪器，一旦需要即可以及时予以治疗。

4. 特殊护理　术后早期，患者大多处于非常虚弱的状态，而且患者身上连有各种仪器进行监护，手术切口可能也留置有引流管，使患者完成最简单的活动都成为困难，例如饮水、进食、排尿、排便、咳痰等。此时患者必须由专业医护人员给予 24h 连续的精心护理，才能平稳地度过手术后的危险期，而这些特级护理也只能在 ICU 中才能满足实现。所以说，在 ICU 中，即使家属不能陪伴在患者的身边，患者同样可以得到精心的护理和照顾。

综合以上各个方面的考虑，在手术结束后进入 ICU 接受治疗，能够最大限度地保证患者的安全，从而顺利度过手术后的危险期。

七、腰椎手术置入的螺钉以后需要取出吗

部分腰椎手术患者可能需要在体内置入椎弓根螺钉，如图 17-4 所示。在椎弓根置入螺钉，是因为椎弓根是椎体内最强硬的部分。并非所有的手术患者都需要置入螺钉，置入螺钉是为了增加脊柱的稳定性，提高手术脊柱融合率。需要置入螺钉的原因主要是腰椎出现不稳定或腰椎手术可能造成腰椎不稳定时，需要应用椎弓根螺钉进行内固定。有些患者觉得螺钉属于异物，长期留在体内可能会有危害。其实，目前所使用的内固定螺钉都是钛合金材质，在进入临床前该种材料就已经经过了很多实验测试，结果证明钛合金的组织相容性很好，排斥性很小，对机体的影响也非常小，即使以后不取出螺钉，对机体也无明显影响。如果置入的椎弓根螺钉断裂，比如高空跌落等重大创伤，其他原因导致螺钉断裂或出现松动或患者强烈要求取出螺钉等情况，医师会根据患者的具体情况决定是否需要再次手术取出螺钉。而对于需要取出螺钉的患者，手术时间要根据患者具体的恢复情况来进行判断，一般可以在术后 1 年左右把置入的螺钉取出。

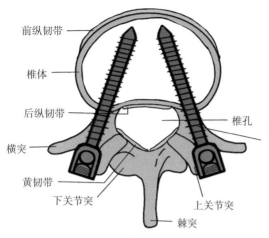

前纵韧带

椎体

后纵韧带

横突

黄韧带

下关节突

上关节突

棘突

椎孔

图 17-4　椎弓根螺钉的位置

参考文献

ALLAIN J, DUFOUR T, 2020. Anterior lumbar fusion techniques: ALIF, OLIF, DLIF, LLIF, IXLIF[J]. Orthop Traumatol Surg Res, 106(1S): S149-S157.

BOSS S, SRIVASTAVA V, ANITESCU M, 2022. Vertebroplasty and kyphoplasty[J]. Phys Med Rehabil Clin N Am, 33(2): 425-453.

DE KUNDER S L, RIJKERS K, CAELERS I J M H, et al, 2018. Lumbar interbody fusion: a historical overview and a future perspective[J]. Spine (Phila Pa 1976), 43(16):1161-1168.

MOMIN A A, STEINMETZ M P, 2020. Evolution of minimally invasive lumbar spine surgery[J]. World Neurosurg, 140: 622-626.

PAN M, LI Q, LI S, et al, 2020. Percutaneous endoscopic lumbar discectomy: indications and complications[J]. Pain Physician, 23(1): 49-56.

PHAN K, HOGAN J, MAHARAJ M, et al, 2015. Cortical bone trajectory for lumbar pedicle screw placement: a review of published reports[J]. Orthop Surg, 7(3):213-221.

SMITH N, MASTERS J, JENSEN C, et al, 2013. Systematic review of microendoscopic discectomy for lumbar disc herniation[J]. Eur Spine J, 22(11):

2458-2465.

SONG T, HSU W K, YE T, 2014. Lumbar pedicle cortical bone trajectory screw[J]. Chin Med J (Engl), 127 (21): 3808-3813.

ZHENG B, XU S, GUO C, et al, 2022. Efficacy and safety of unilateral biportal endoscopy versus other spine surgery: A systematic review and meta- analysis[J]. Front Surg, 9: 911-914. Published 2022 Jul 25.

第 18 章

术后康复

一、术后麻醉相关并发症有哪些

（一）全身麻醉相关并发症

腰椎手术主要麻醉方式为全身麻醉，即俗称的"全麻"，是指通过静脉注射全身麻醉药来抑制中枢神经系统，患者表现为意识消失、痛觉消失、遗忘、自主反射抑制，使机体达到最适合手术的状态。全身麻醉一般需要给予肌肉松弛药，使得肌肉完全松弛，并建立人工气道，呼吸通过呼吸机维持，技术相对复杂，麻醉管理也更为精细，风险也比局部麻醉高。

全身麻醉后主要并发症有以下几种。

1. 咽喉部疼痛不适　由于全身麻醉过程中需要建立人工气道，呼吸机气管插管从咽喉部插入主支气管的过程中可能会损伤咽喉部，导致疼痛、声音嘶哑等，症状多可随时间缓解或消失。

2. 恶心、呕吐　由于麻醉累及中枢神经系统，可造成恶心、呕吐等症状，主要使用地塞米松、氟哌利多、东莨菪碱等药物预防。呕吐后应及时清理患者口鼻内的呕吐物，避免误吸。

3. 低血压　麻醉药物可引起外周血管扩张，可能会导致麻醉后患者血压下降，通常在麻醉药物失效之后即可自行缓解，无须特殊治疗。

4. 苏醒延迟　全身麻醉后患者一般会在 3～30min 醒来，1h 内基本完全清醒。若术中失血过多、肝肾功能障碍、糖尿病、患者身体状态不佳等，可能导致苏醒时间延长，可使用新斯的明、纳洛酮等拮抗药治疗。

全身麻醉药多为短效药物，手术后即可完全代谢，一般不会对身体健康造成长期影响。如果患者出院后仍有麻醉相关的不适表现，需及时去麻醉科就诊。若术后持续疼痛难以忍受，可于疼痛科就诊，并给予相应的治疗。

（二）局部麻醉相关并发症

临床上做椎间孔镜手术时，患者也可以选择局部麻醉，即俗称的"局麻"。不同于全身麻醉，局部麻醉患者在整个手术过程中处于清醒状态，其优点是风险小、术后恢复快、费用低廉，缺点是患者在术中仍会感到疼痛。由于椎间孔镜的操作空间狭小，在处理突出的椎间盘组织时可能会损伤神经根，对患者造成不可逆的功能障碍。若患者处于清醒状态，手术医师可以根据患者的反应来判断是否触碰到神经根，以便及时调整手术操作，避免损伤神经根，提高手术的安全性。局部麻醉的主要并发症有以下几种。

1. 注射部位疼痛　若疼痛剧烈，可以通过表面麻醉减轻疼痛，并用冰袋冷敷缓解。

2. 神经损伤　如果麻醉操作不当，可能会对神经造成损伤，出现麻木、疼痛症状，一般可随时间缓解或消失。

3. 头晕、胸闷、恶心等　这些都是局部麻醉后比较常见的并发症，一般持续时间较短，麻醉效果结束后逐渐消失。

二、手术相关并发症有哪些

腰椎手术属于脊柱外科常规手术，手术相对成熟且并发症发生率较低。然而，由于腰椎病变位置较深，周围遍布重要的神经、血管、肌肉、韧带，手术操作复杂且空间狭小，手术难度较高，难以完全避免并发症的发生。

腰椎手术后可能出现的并发症主要有以下几种。

1. 手术相邻节段加速退变　为了解除对神经的压迫、恢复脊柱的稳定性，腰椎手术通常需要进行椎体融合、椎管减压及椎弓根螺钉内固定等手术操作，使手术节段获得理想的减压与内固定效果，避免手术节段病变复发。但是，手术相当于将病变椎体融合成一个大的椎体，腰椎总体节段变少，当腰椎活动时会使手术节段相邻椎体受力增大，可能会使原本就已经发生退变的椎体变得更加脆弱。此外，由于手术对肌肉、韧带及关节突关节等的损伤，可能导致腰椎稳定性降低，椎体负担加重，在未来几年中引发更大范围的腰椎退变。

2. 椎管内迟发性出血　手术切口缝合后可能会出现迟发性出血，若引流不及时可能引发椎管内血肿，导致严重的脊髓损伤。

3. 马尾综合征　脊髓在 L_2 节段以下移行为马尾神经，支配盆腔脏器及下肢功能。腰椎手术可能需要牵拉硬膜囊，存在损伤马尾神经的风险。马尾神经受损可能会引发下肢功能障碍、排便功能障碍、男性性功能障碍等。此外，若手术前突出的椎间盘组织压迫马尾神经时间过长，对马尾神经已经造成不可逆的损伤，即使解除压迫也难以完全恢复正常功能，可能会出现腿麻、酸胀等症状，可随神经的逐渐恢复而减轻。

4. 硬膜囊和神经根损伤　在摘除游离髓核、彻底减压、内固定等手术操作过程中，可能会损伤硬膜囊及神经根，导致损伤平面以下的痛觉、温觉、触觉及本体感觉障碍，或出现运动功能障碍。

5. 慢性下腰痛　为腰椎术后常见并发症，程度轻重不一，可能与手术造成的损伤、脊柱力线改变、软组织粘连、心理压力等因素有关。可以通过口服塞来昔布、依托考昔、乙哌立松等药物，以及外用氟比洛芬贴膏、物理治疗、热敷等方式缓解，多可随时间逐渐恢复。

6. 内固定松动或断裂　腰椎手术后不恰当的活动和功能锻炼，例如没有按照医嘱佩戴腰围、经常弯腰等，或严重骨质疏松，导致内固定器械的负担加重，可能使其松动甚至断裂，导致手术失败。患者需要定期前去门诊复查，一旦出现内固定松动或断裂，应在详细评估患者情况后决定是否需要做翻修手术治疗。

7. 置入物相关感染　由生物膜形成引起的置入物相关感染是骨科手术中最具破坏性的并发症之一，多由于手术时感染细菌（主要为金黄色葡萄球菌）引起。由于内固定器械周围血供较差，细菌容易在其表面定植并形成生物膜，导致感染难以清除，并且可能会引起椎体愈合不佳、内固定松动等，通常导致严重后果。

除了上述腰椎手术常见并发症之外，还有可能引起一些在所有外科手术中常见的并发症。

1. 出血　术中止血不完善、创面渗血未完全控制、原痉挛的小动脉断端舒张、结扎线脱落、凝血功能障碍等，都是造成术后出血的原因。患者手术后需先留院观察几天，如果发现覆盖切口的敷料反复被血浸湿，应立即告知主管医师，医师根据患者情况采取药物治疗、输注凝血因子、手术等方式止血。

2. 切口感染　手术切口周围组织血供不佳、全身抵抗力降低等因素使得患者更易遭受细菌感染，尤其是身体功能差的老年患者和有基础疾病的患者（如血糖控制不佳的糖尿病患者），因此切口周围保持干燥、清洁，以及患者充分的营养摄入是很有必要的。

患者出院后应密切观察切口愈合情况，规律更换切口敷料。若发现切口红、肿、热、痛，触摸有波动感或见脓性分泌物渗出，同时患者出现体温升高、心率加快等表现时，怀疑可能是切口局部感染所致，应及时前去门诊复查。

3. 其他　静脉栓塞、肺部感染、压疮、泌尿系统感染等，多与长时间卧床有关，具体可见本章"五、术后卧床时应注意什么？相关并发症有哪些？有什么预防措施"。

三、做完手术后会瘫痪吗？原因是什么

"腰椎做完手术后会不会瘫痪？"门诊中经常有患者和家属询问此类问题。首先需要知道瘫痪在医学上是指随意运动功能的减低或丧失，主要由神经系统病变引起。如果由于手术操作失误导致脊髓受损，确实可能会引起损伤平面以下的持续性痉挛性瘫痪。然而，脊髓一般只到第 1 腰椎水平，在第 2 腰椎以下则转变为马尾神经，因此相对于颈椎、胸椎手术，腰椎手术导致脊髓损伤的风险要小得多。如果手术中损伤马尾神经，也可能会出现下肢无力、软弱，导致弛缓性瘫痪即软瘫。因此，腰椎手术导致瘫痪的风险是客观存在的。并且由于脊柱附近解剖结构复杂，遍布脊髓、神经，手术操作空间狭小，手术难度高，稍有不慎就可能造成神经系统损伤，出现严重并发症，甚至瘫痪。此外，如果手术前患者神经受压已极为严重，出现严重的下肢功能障碍甚至排尿、排便功能障碍，手术后可能会出现神经缺血－再灌注损伤，患者瘫痪的风险也会更高。

需要明确一点，在临床诊疗中，只有当患者出现严重的神经受压症状，影响日常生活时才会考虑手术治疗。如果不能及时解除压迫，患者可能会出现不可逆的神经系统损伤，严重者甚至可能会导致瘫痪。因此，手术的目的是解除压迫，避免损伤加重，给神经恢复创造条件，这恰恰是为了防止或减少瘫痪的出现，改善患者机体功能，提高生活质量。

同时，现代脊柱手术技术已经比较成熟，风险其实远低于大众认知。并且随着医师手术经验的积累和手术水平的提高，腰椎手术现在大多属于常规手术，风险相对较低。另外，由于医疗设备技术

的发展，如显微内镜、C形臂透视、术中神经监控等，进一步保障了手术的安全，手术导致瘫痪的概率也大幅度降低。因此，对于要做常规腰椎手术的患者来说，手术导致瘫痪属于小概率事件，不必过于担心。

四、术后何时能饮水及进食

腰椎手术后，应视手术大小、麻醉方式和患者的状况决定何时可以饮水及进食。一般来说，全身麻醉的患者，待麻醉清醒，恶心、呕吐症状消失后方可进食。在术后 6～8h，可先饮用少量温开水、米汤，若无恶心、呕吐即可进食流质食物，如藕粉等，第 2 天开始恢复正常饮食。对于局部麻醉下的微创手术，若患者没有胃肠道的明显不适，术后即刻就可以恢复正常饮食。

五、术后卧床应注意什么？相关并发症有哪些？有什么预防措施

俗话说"伤筋动骨一百天"，腰椎手术后确实需要卧床休息，但不等于完全不活动，长期卧床对呼吸系统、循环系统、运动系统等都是巨大考验，主要危害如下。

1. 肺部感染　以坠积性肺炎最多见。由于长期卧床痰液不易咳出，积聚于肺内，可导致肺部感染，往往病情较重，且不易治愈。

2. 血栓　卧床导致血流速度减慢，血栓形成增加，易导致下肢深静脉血栓。

3. 压疮　长期卧床极易发生压疮。由于臀部长期受压，血供受限，可出现皮肤破溃、感染，一旦出现极难愈合，严重者甚至需要手术治疗。

4. 运动系统退行性变　长期卧床，缺乏运动，易导致肌肉骨骼

系统"退化"，表现为肌肉萎缩、关节僵硬、骨量减少等。

5. *泌尿系统感染* 长期卧床患者小便积存于膀胱内，容易发生尿潴留，引起尿路感染等。

腰椎手术后，患者往往需要留院观察一段时间，在此期间需要绝对卧床休息，不可随意起身，可以平卧或侧卧，定期翻身。出院后鼓励患者早期下床，佩戴腰围适度活动，预防卧床相关并发症。对于身体状况不适合早期下床活动的老年患者，则需要加强护理：多通风，避免感冒和受凉，鼓励咳嗽和咳痰，防止痰液堆积；可以使用气垫床，防止压疮形成；要注意进食清淡、易消化的食物，保持大便通畅；保持切口周围干燥、清洁，防止切口感染，定期更换敷料；多喝水，勤排尿，防止泌尿系统感染。

六、卧床期间如何在床上排尿、排便

腰椎手术后患者需要绝对卧床休息，又要保持充足的营养供应以促进伤口愈合。那么大小便问题又该如何解决呢？

如果手术采用局部麻醉方式，手术后患者往往可以自行排尿。然而，可能因为与平时习惯不同，导致患者无法顺利排尿，此时可以把床后背摇高，使患者能够稍微倾斜，并尽可能减少周围人员，围上围挡，保护患者隐私，让患者充分放松有助于排尿。

男性患者侧卧于床上，将阴茎伸入尿壶壶口内排尿即可，注意壶口要朝上，以免尿液溅出。

女性患者平躺在床上，双腿分开、弯曲，褪下裤子，露出臀部与会阴部，将尿壶开口端贴紧患者会阴部，包裹住尿道口，患者排尿结束后，将壶口竖直向上，拿走尿壶，防止尿液溅出。家属每2～3小时需递送一次尿壶，以便尿液能及时排出。

如果手术采用全身麻醉方式或局部麻醉但无法顺利排尿时，要及时告知主管医师，切勿长时间憋尿，以免导致膀胱功能障碍。医师会在尿道部位插入导尿管，即俗称的"下尿管"。患者在排尿时将导尿管打开，在排尿停止后将导尿管关闭，即可顺利排尿。在留置导尿管期间患者需进行膀胱功能训练、尿道括约肌训练，以恢复自主排尿功能，逐渐撤掉导尿管。

对于肢体活动正常的患者，排便时多采取平卧位，松裤带、脱下裤子，双腿分开、屈膝，抬起臀部，将便盆放在臀下，便盆上缘齐平臀裂处。女性患者需将卫生纸折叠成细长条状放置在耻骨联合处，覆盖会阴部，防止尿液飞溅。患者可用手扶住床栏协助用力，以促进大便排出。

对于肢体活动不便或肥胖患者，排便时常取侧卧位，由家属将便盆轻轻贴紧患者臀部，便盆上缘与臀裂处齐平，协助患者用力以帮助排便。可在便盆下方垫上毛巾，防止粪便污染床褥。排便完成后，需仔细擦拭患者的肛周、臀部及会阴部，保持局部干燥、清洁。

七、术后留置尿管及引流管期间需要注意什么？何时拔除尿管及引流管

术后多数患者需留置导尿管，以方便排尿、减少床上活动。在留置导尿管期间需注意局部卫生，每天擦洗尿道口周围及会阴部皮肤，防止尿道感染。当患者没有尿意时要夹闭尿管，待有尿意时再打开，有助于锻炼膀胱括约肌功能，帮助患者尽早恢复自行排尿的能力。患者家属需要统计患者每天的出入量，有助于医师及时调整输液量及判断患者术后恢复情况。当患者排尿功能恢复正常后即可拔除导尿管。

腰椎术后伤口处需留置 1 ～ 2 根引流管，以便引流出手术区域残留的血液，通常在术后第 2 天就可拔除。留置引流管期间，需要注意以下事项。

1.保持引流管通畅　置管期间要注意引流管是否通畅，避免引流管受压或打折。如果发现引流出的液体明显减少或管壁有沉积物，或切口处引流管周围伴有积液，可能是引流管堵塞所致，需要及时与主管医师沟通，可以用生理盐水清洗引流管或更换新的引流管。

2.注意引流管的卫生　术后需保持引流管及手术切口周围清洁、干燥，避免接触水，嘱医嘱按时服用药物。如果伤口出现红肿、渗液或引流管脱落等情况，则需立即与主管医师沟通交流患者的病情变化，根据患者情况调整治疗方案或进行消毒换药等。

3.心理护理　术后留置引流管，可能会对患者的心理造成一定的压力或引起疼痛、不舒服的感觉，这时应照顾好患者情绪，缓解患者的心理压力，有助于促进患者康复。

4.饮食护理　患者应注意避免进食不易消化、油腻、辛辣、刺激的食物，戒烟戒酒。建议患者多进食鸡蛋、动物瘦肉、鱼虾等富含蛋白质的食物，体质比较差的患者可以多进食排骨、黄豆等富含钙质的食物，有利于机体恢复。

八、住院期间可以做哪些功能锻炼

腰椎手术效果与术后功能锻炼密切相关。术后采取科学而有效的锻炼措施，是取得满意疗效的重要保证。

术后卧床期间进行适当的四肢功能锻炼，可以有效地预防肌肉萎缩和神经根粘连，减少并发症发生的概率。切记，手术后患者的功能锻炼一定要在医师和护士的指导下进行。腰椎术后应如何进行功能锻炼呢？

1.双下肢肌肉等长收缩　术后当天鼓励患者做双足的背伸、跖屈运动，并指导家属用右手从底部托住患者足踝处，左手压在膝关节处，使患者腿部伸直并交替抬高双腿。术后立即开始被动直腿抬高锻炼可以使神经根牵张移动，促进神经根的血液循环，有利于神经根炎症消退，防止粘连。

2. 直腿抬高运动　在医师指导下，患者仰卧于床上，双手平放在身体两侧，尽力保持双腿伸直，双足背伸，左右腿交替抬高，首次抬高角度要达到30°，如图 18-1 所示。当切口牵拉疼痛减轻后逐渐增加角度和停留时间，锻炼时一组动作每次停留至少 5s，每组重复 10～20 次，每天 3 组。

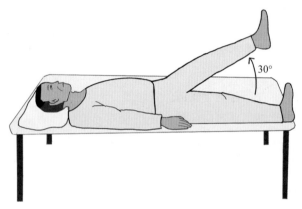

图 18-1　患者平躺在床上，直腿抬高至少 30°做直腿抬高运动

3. 腰背肌功能锻炼　术后第 2 天拔除引流管后，在做直腿抬高运动无不适的基础上做腰背肌功能锻炼。如①五点支撑：患者取仰卧位，双手握拳，双上肢屈曲，肘部支撑于床上，双腿分开并弯曲成90°，双足蹬在床上，向上抬起身体，尽量挺胸、挺腹，如图 18-2 所示。②小燕飞：患者取俯卧位，双腿伸直，头部与双腿均向臀部方向抬高，双手交叉握住放在臀部位置上，挺胸、头后仰，如图 18-3 所示。锻炼时一组动作每次要停留 5s，重复10～20 次为 1 组，每天 2～3 组。以上动作均需在医师的指导下进行，由易到难。

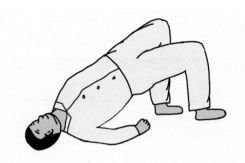

图 18-2 患者仰卧在床上，肘部、双足支撑，抬高身体做五点支撑锻炼

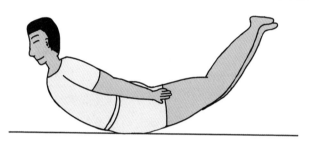

图 18-3 患者俯卧在床上，头部和双腿往上翘，做小燕飞锻炼

九、术后下床活动时应注意什么

为了防止卧床相关并发症（见本章"五、术后卧床时应注意什么？相关并发症有哪些？有什么预防措施"），促进术后恢复，一般鼓励患者早期下床活动（在术后第 5 ～ 7 天开始）。若患者状况一切平稳，手术切口愈合良好，即可佩戴腰围尝试下床活动。局部麻醉辅助椎间孔镜手术术后所需时间更短，术后 1 ～ 2 天即可下床活动。

患者在下床活动前，要先从床上慢慢地坐起来，如果无头晕等不适症状，再缓缓地站起来，站稳后在家属的搀扶下慢慢活动，然后逐渐过渡到独立活动。在此过程中要注意循序渐进，多数患者卧床久了以后突然下床会出现直立性低血压，导致头晕甚至晕倒，因此要逐渐增加活动量，直至患者可以正常活动。

十、术后是否需要佩戴支具？需要佩戴支具多长时间？应如何佩戴

腰背部支具俗称腰围，是一种腰部保护用具，通过限制活动、提供支持力来帮助维持腰椎的稳定。腰围分为弹性腰围和硬性腰围两种。正确使用腰背部支具可以限制腰椎活动，增加脊柱的稳定性，减少意外的发生，并提供腰背部支持力来代偿手术中受损的腰背肌力量，让肌肉、韧带等维持脊柱正常张力的软组织充分愈合，在一定程度上降低椎间隙内的压力，防止因融合器沉降导致手术失败。

腰椎术后，一般约需佩戴 1 个月的腰背部支具，椎间孔镜手术则更短，一般 2 ~ 3 周即可。在此期间也不是要一直佩戴支具，上床休息时需要将其取下，下床活动时再佩戴好支具即可。不建议患者长时间佩戴支具，因为这会导致腰背部肌肉萎缩，腰椎不稳定，可能导致手术相邻节段的椎体退变加重。因此，患者一定要在医师的指导下进行腰背肌功能锻炼，防止过度运动导致的内固定松动和椎间隙没有及时融合、愈合，出现腰椎小关节脱位、腰椎滑脱等问题。

患者应如何佩戴腰围呢？

佩戴弹性腰围时，患者先取侧卧位，将腰围的左侧边向内卷成筒状，放在患者身下，将腰围中线的位置对准患者脊柱。协助患者轴向翻身转为平卧位，并将腰围内、外侧固定片粘牢。佩戴硬性腰围时，患者同样先取平卧位，将腰围的后半部靠于后腰处，再转为平卧位，将腰围前半部放在患者前腹部，使腰围前、后边缘在腋中线位置重叠，用固定带系紧。检查腰围松紧度，以可伸入一指为宜。取下腰围时，患者先取平卧位，再按照与佩戴腰围时相反的顺序取下即可。

腰围必须在床上佩戴，调节好腰围松紧度后方可下床活动，上

床后再将腰围取下。取下腰围后患者仰卧于床上，腰下垫一薄枕（高3～4cm）以维持腰椎的生理前凸。患者侧卧时可在季肋区垫一软枕（高3～6cm）来维持脊柱的冠状面平衡。佩戴腰围位置要准确且松紧度适宜，过紧易压迫、损伤皮肤，过松则达不到支撑脊柱的目的。同时应避免腰围衬垫与皮肤直接接触，防止腰围与皮肤摩擦导致皮肤破损或过敏。患者应尽量穿全棉内衣，以利于汗液吸收，增加舒适感。所穿内衣也应尽量平整，不宜过紧，并拆去纽扣及其他附在衣服上的硬物，以免皮肤受压而出现破损。

当患者需要从左侧下床时，先将身体翻向左侧，左手顶床，右手撑床，双腿慢慢移到床下；当从右侧下床时，则先将身体翻向右侧，右手顶床，左手撑床，双腿慢慢移到床下。从左侧上床时身体坐在床边，右手撑床，左手顶床，双腿慢慢移到床上；从右侧上床时，身体坐在床边，左手撑床，右手顶床，双腿慢慢移到床上。

需要注意的是，患者佩戴腰背部支具并不能保证万无一失，因此仍要注意避免腰部过度活动，能基本完成日常生活即可。

十一、术后的镇痛方法有哪些？镇痛药物有不良反应吗

腰椎术后短期内可能会有伤口疼痛，可给予非甾体抗炎药口服或针剂治疗，常用的口服非甾体抗炎药有塞来昔布、艾瑞昔布、洛索洛芬钠等，针剂有氟比洛芬酯注射液等。目的是缓解疼痛，有利于术后恢复，也可有效提高患者手术后的生活质量。患者如果因伤口疼痛导致难以入睡，可以与主管医师沟通，遵医嘱服用镇静催眠药。

一般情况下，在医师指导下服用正常剂量的镇痛药，不会对机体产生较大危害。倘若术后不规范用药，如擅自增加用药频率、加大剂量等，可能会对患者身体产生一定的危害，如过敏反应、凝血功能障碍、胃肠道反应、肝肾功能损伤、药物成瘾等不良反应。

1. 过敏反应　部分患者对镇痛药中的某些成分过分敏感，可能会出现过敏反应，如呼吸困难、头晕、恶心、皮疹等。

2. 凝血功能障碍　镇痛药会在一定程度上使血液中凝血酶原的含量降低，从而影响血液中血小板的凝血功能，严重时可能导致凝血功能障碍，增加手术部位大出血的风险。

3. 胃肠道反应　镇痛药会对胃肠道黏膜产生一定刺激，如果患者手术后未按照医嘱用药，可能会引起胃肠道功能紊乱、胃炎等，出现腹泻、恶心、呕吐等相关症状，甚至可能会导致消化道溃疡、穿孔等严重后果。

4. 肝肾功能损伤　镇痛药主要从肝、肾代谢，如果患者术后未按照医嘱用药，可能会造成肝、肾负担加重，严重时可能会引起肝、肾功能的不可逆损伤。

5. 药物成瘾　镇痛药物存在一定的成瘾性，尤其是阿片类、吗啡类药物。如果术后患者未按照医嘱用药，有可能会形成心理依赖，继而出现药物成瘾。

因此，手术后医师会根据患者的疼痛程度决定是否使用镇痛药。如果患者疼痛感不明显或患者对疼痛耐受程度较高，可以暂时先不使用镇痛药来缓解疼痛。任何镇痛药物，均需在医师指导下应用，切勿盲目自行服药，更不可随意更改剂量。

除了伤口疼痛外，手术后患者还可能会出现腰痛症状。首先要明确腰痛原因，是否存在手术区感染、肌肉萎缩，再根据不同病因选择合适的治疗方式，如物理治疗、药物治疗、手术治疗等。

1. 物理治疗　如果腰椎手术后腰痛，可能是患者术后长期卧床，导致腰背部肌肉萎缩、僵硬所致，也可能与腰椎力线改变有关。如果手术前存在腰椎生理曲度变直或矢状面和（或）冠状面失平衡等异常，手术中医师会纠正异常情况，患者术后可能感觉腰痛，此时需要逐渐适应，适当休息，可在医师指导下进行热敷或物理治疗，促进局部血液循环，恢复肌肉功能。

2. 药物治疗　腰椎手术后切口周围组织发生感染是手术常见并发症,感染可能会导致腰痛,需要及时前去门诊复查,遵医嘱应用抗生素,如阿莫西林胶囊、头孢呋辛酯片等。如果腰椎手术后腰痛明显,可以口服塞来昔布、依托考昔等非甾体抗炎药,随着腰椎逐渐康复,腰痛大多可以逐渐缓解或消失。

3. 手术治疗　若腰痛长时间难以缓解且严重影响患者的生活,可尝试神经根阻滞等方法来缓解疼痛。此外,腰椎手术后腰痛还可能与手术失败有关,如椎体间植骨融合失败或内固定螺钉松动等。此时需结合患者的症状及影像学资料进行评估,如果存在再次手术的适应证,需要进行翻修手术补救。

如果通过以上治疗,腰痛得到缓解,患者应积极进行直腿抬高训练、平板支撑等康复锻炼,增强腰背肌功能,防止神经根粘连。如果患者出现下肢麻木,可以在医师指导下口服甲钴胺片、腺苷钴胺片等营养神经的药物来促进神经的修复。

十二、术后如何进行伤口护理

手术后伤口及敷料应保持干燥、清洁,避免接触水。如果伤口污染或渗血严重,应及时告知主管医师为患者换药。一般情况下没有发生污染的切口无须经常换药,患者出院后建议在社区医院每3～5天换药一次,观察伤口有无红肿、渗液、裂开、剧烈疼痛等情况,如出现上述情况应尽快就医。腹部切口在术后1周左右可视切口愈合情况拆线,背部切口一般需在术后2周左右拆线。一般情况下,术后1个月左右可以洗澡。

十三、出院前注意事项有哪些

出院前需要与主管医师沟通好出院时间,提前与家属联系接送。

出院时患者可坐副驾驶位，座椅放平，佩戴腰围，系好安全带。

神经功能恢复是一个漫长的过程。在神经减压手术后，很可能残留术前疼痛、麻木等症状，应遵医嘱使用消炎、镇痛、营养神经类药物继续治疗。如出现难以忍受的剧烈疼痛，需尽快去门诊治疗。

患者如存在骨质疏松，应进行规范的抗骨质疏松治疗。平时要多晒太阳，促进维生素 D_3 的合成，从而促进钙的生成；适量活动，减少肌肉退化；避免外伤引起骨折等。主管医师也会给患者开具出院带药，患者应按照医嘱规律服用抗骨质疏松药，如服用阿法骨化醇软胶囊以促进钙吸收，服用阿仑膦酸钠以减少骨破坏，但阿仑膦酸钠口服后需站立 30min，故卧床期间不宜服用。

在术后恢复期间，患者应建立正确的饮食习惯，注意休息，避免劳累；掌握药物的使用方法，了解药物的注意事项。按照医师要求佩戴腰围，避免久坐、久站、低头及弯腰劳累，尽量避免受外伤。保持大便通畅，不用力屏气，避免上蹲厕。老年患者应注意预防跌倒，尽量保持室内光线明亮，地面不打滑，浴室使用防滑垫，穿防滑鞋，并将助行器或拐杖放在容易拿取处。术后 3 个月内患者不能跷二郎腿、穿高跟鞋，避免搬重物，拿的物体重量不要超过 5kg（图 18-4）。避免弯腰拾物，必要时可半蹲拾物（图 18-5）。此外，患者应于术后 3 个月、6 个月、1 年时前去门诊复查。期间若有特殊情况，应随时就医。

伤口愈合后，患者需遵医嘱逐步开始腰背肌功能锻炼，锻炼强度因人而异，要适可而止，要遵循量力而为、循序渐进的锻炼原则。

患者宜进食营养丰富的食物，以促进伤口愈合。出院后即可恢复普通饮食，尽量增加食物多样性，尤其是富含优质蛋白质、膳食纤维和维生素的食物。糖尿病患者应控制水果的摄入量，在血糖控制较好的情况下每天可进食约 200g 的低糖水果。正常饮食即可满足机体需要，避免大量摄入高热量、高脂肪食物，以免引起高血糖、高血脂、肾的负担加重等问题，不利于身体健康。避免吸烟、酗酒、饮用咖啡及浓茶，避免进食辛辣、刺激性食物。此外，行动不便的患者可继续用尿壶排尿，不应为减少小便次数而减少饮水，需保证每日饮用白开水 1500 ～ 2000ml。

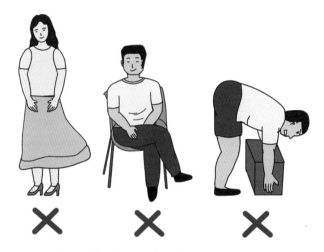

图 18-4　患者术后恢复期间不能穿高跟鞋、跷二郎腿，不能搬重物

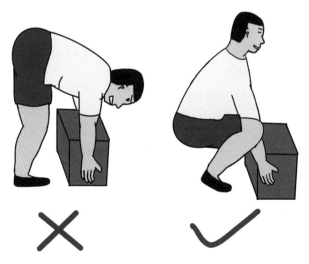

图 18-5　患者应避免弯腰拾物，必要时可半蹲拾物

参考文献

COULOMBE B J, GAMES K E, NEIL E R, et al, 2017. Core stability exercise versus general exercise for chronic low back pain [J]. J Athl Train, 52(1): 71-72.

GREENWOOD J, MCGREGOR A, JONES F, et al, 2016. Rehabilitation following lumbar fusion surgery: a systematic review and meta-analysis [J]. Spine (Phila Pa 1976), 41(1): E28-E36.

HEWSON D W, BEDFORTH N M, HARDMAN J G, 2018. Spinal cord injury arising in anaesthesia practice [J]. Anaesthesia, 73(Suppl 1): 43-50.

HEWSON D W, BEDFORTH N M, HARDMAN J G, 2018. Peripheral nerve injury arising in anaesthesia practice [J]. Anaesthesia, 73(Suppl 1): 51-60.

LI S, RENICK P, SENKOWSKY J, et al, 2021. Diagnostics for wound infections [J]. Adv Wound Care (New Rochelle), 10(6): 317-327.

LINDHOLM C, SEARLE R, 2016. Wound management for the 21st century: combining effectiveness and efficiency[J]. Int Wound J, 3 Suppl 2(Suppl 2): 5-15.

MERRY A F, MITCHELL S J, 2018. Complications of anaesthesia [J]. Anaesthesia, 73 (Suppl 1): 7-11.

OOSTERHUIS T, COSTA L O, MAHER C G, et al, 2014. Rehabilitation after lumbar disc surgery [J]. Cochrane Database Syst Rev, (3): Cd003007.

PAN M, LI Q, LI S, et al, 2020. Percutaneous endoscopic lumbar discectomy: indications and complications [J]. Pain Physician, 23(1): 49-56.

SHRIVER M F, XIE J J, TYE E Y, et al, 2015. Lumbar microdiscectomy complication rates: a systematic review and meta-analysis [J]. Neurosurg Focus, 39(4): E6.

ZAINA F, TOMKINS-LANE C, CARRAGEE E, et al, 2016. Surgical versus non-surgical treatment for lumbar spinal stenosis [J]. Cochrane Database Syst Rev, (1): Cd010264.

第 19 章

居家保养

一、术后出现哪些情况需要及时就医

患者出院后，如果出现四肢活动能力明显下降或四肢感觉明显减退等情况，应到医院就诊。如果没有特殊情况，在术后 3 个月内应正确使用支具，按照康复方法进行锻炼。并在术后 3 个月、6 个月时到医院进行复查，如果复查未出现内固定螺钉移位、钛棒断裂、融合器沉降等并发症，患者可以在术后 3 个月摘掉支具，逐渐恢复正常活动。

二、出院后伤口该如何护理

手术解除了神经压迫并重建了脊柱稳定性，是治疗的关键部分，但术后对伤口的护理、康复活动、饮食护理等也是整个治疗过程中的重要组成部分，以更好地恢复脊椎功能，预防如下肢深静脉血栓、慢性腰痛等并发症的发生。术后护理及康复方案如下。

1. 伤口清洁　手术后要注意伤口的清洁卫生。定期观察伤口敷料有无渗血及脱落或移位，伤口有无红肿及缝线周围情况。除常规进行伤口换药外，要注意保护伤口，避免沾水或接触一些其他刺激性物品，以尽量降低伤口创面的感染风险。

2. 避免伤口牵拉　患者术后以卧床静养为主，早期减少下床活动，以减轻对手术区域的牵拉，可以降低伤口创面出血情况，降低感染概率。

3. 保护引流管　部分患者手术后可能暂时留置引流管，日常生活中需要保护引流管，注意引流管的固定，以免引流管脱出。如果出现引流液明显增多等情况，要及时到医院复查。

总之，患者术后需要在医师的指导下进行伤口护理，以确保创面顺利愈合。患者出院后，应每 3 天给伤口换药一次。正常情况下，术后 2 周伤口可以拆线。患者在拆线后应观察 3 天左右，若伤口愈合良好，可以去除敷料，正常洗澡。

三、脊柱术后饮食需要特别注意吗？有禁忌吗

从西医角度来讲没有什么特别的禁忌，应多补充一点富含蛋白质的食物，如蛋白质粉。从中医角度来讲，不要吃一些发性食物，比如羊肉或海鲜。术后患者多体质较弱、抵抗力低下，所以对患者加强营养十分重要，应特别注意蛋白质的补充。进食富含蛋白质的食物，有益于身体恢复，且蛋白质可以促进伤口愈合。另外，应进食新鲜的蔬菜和水果，饮食以清淡、爽口、少油腻食物为主。

四、出院后如何做康复训练

手术可以恢复脊柱的稳定性、解除神经的压迫，为患者症状的恢复提供条件。但是，如果没有正确的术后康复，很可能影响术后的恢复效果。术后适时的、适度的康复训练对腰椎功能和患者生活质量的提高至关重要，康复训练应从手术后一直持续到完全康复。以腰椎短阶段固定为例，康复训练可分为以下几个阶段。

1. 第一阶段（手术后 – 引流管拔除前）

（1）踝泵锻炼：踝关节主动屈伸——伸 5s，屈 5s（图 19-1）。

术后及早开始锻炼，一般麻醉清醒后方可进行，持续到可下床活动。踝泵锻炼主要是为了预防血栓形成，预防并发症。

（2）直腿抬高锻炼：腿伸直并抬起，与床夹角＞70°，坚持5s后放下（图19-1）。术后第1天可以开始被动抬高锻炼（由护士或家属帮助反复抬高下肢），第2～3天可进行主动抬高锻炼（患者自己用力交替抬高下肢）。每天3～4组，每组5～15个，双腿交替进行。

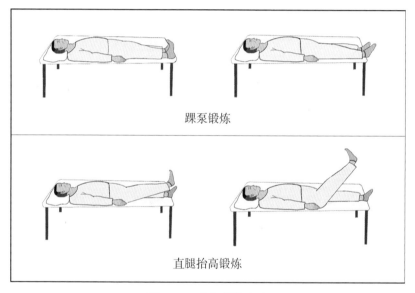

踝泵锻炼

直腿抬高锻炼

图 19-1　**早期锻炼方法**

2. 第二阶段（引流管拔除后 – 出院前）　在本阶段，经医师允许后可以佩戴腰围，在护士或护工辅助下于床旁站立或小范围行走。由于患者术后一直平卧，刚起床时可能会出现一过性低血压，所以需要旁人搀扶，避免跌倒。

3. 第三阶段（手术后离院回家）　术后早期可进行腰背肌功能锻炼及短时间站立行走。本阶段的锻炼主要是为了增加腰背肌的力量，防止腰背肌退化、萎缩，进而引起长期的腰背痛。需要注意的是，腰椎术后的患者功能锻炼遵循"循序渐进、量力而行、适可而止"的原则。常见的锻炼方法有以下几种（图 19-2）。

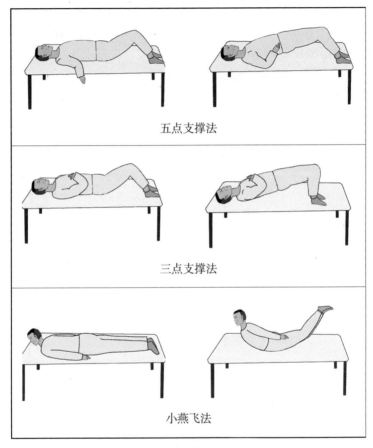

五点支撑法

三点支撑法

小燕飞法

图 19-2　常见的腰背肌功能锻炼方法

（1）五点支撑法：患者平卧于硬板床上，用头、双足、双肘 5 点支撑，将臀部抬起并尽量抬高，如图 19-2 所示。保持 10s，每组重复 20 次，每天 2～3 组。

（2）三点支撑法：患者平卧于硬板床上，用头、双足 3 点支撑，将臀部撑起并尽量抬高，如图 19-2 所示。保持 10s，每组重复 20 次，每天 2 ～ 3 组。

（3）小燕飞法：患者俯卧于硬板床上，头、双上肢、双下肢后伸，腹部接触床的面积尽量小，呈飞燕状，如图 19-2 所示。保持 10s，每组重复 20 次，每天 2 ～ 3 组。

（4）下床训练：患者佩戴腰围后侧卧，双上肢支撑，双下肢先着地，然后在床边坐起并尽量站起，因为坐位对腰椎的压力比较大。

（5）站立训练：症状明显改善者可佩戴腰围进行站立训练。站立时，双足分开与肩同宽，足尖正向前，努力保持身体正直的姿势，保持平衡。每次 5 ～ 10min，每日 2 次。

（6）患者佩戴腰围，在家属的搀扶下在室内小范围行走。注意一定要在家属保护下锻炼，避免摔倒。如感到腰部不适，可酌情减量或休息。

五、术后腰围需要佩戴多长时间

接受腰椎融合手术的患者，术后的日常生活中必须要佩戴腰围来保护手术后的腰椎，避免在腰椎成功融合之前受到外力冲击导致术后并发症的发生。那么术后多长时间可以撤去腰围呢？目前临床上的共识是术后 3 个月可以撤去腰围。术后 3 个月之后，患者应到医院进行复查，如果椎体融合良好，内固定系统无异常，则应及时撤去腰围；否则，继续长期佩戴腰围，可能会造成腰部肌肉萎缩，引起长期的并发症和腰痛症状。

六、出院后多长时间可以进行正常活动

腰椎手术患者下床时间主要取决于手术方式、年龄、骨质状况等因素。

1. 单纯开窗减压髓核摘除术及椎间孔镜术后的患者，由于没有

进行内固定，一般不提倡早期下床活动。建议患者卧床 2 ～ 3 周后在腰围保护下逐渐下床活动。

2. 腰椎融合术后的患者，即进行内固定的患者，如果没有严重的骨质疏松，一般卧床 1 ～ 2 周，然后在腰围保护下逐渐恢复下床活动。

3. 侧路融合手术术后的患者，一般在术后第 2 天即可在腰围保护下床活动，但为了避免复发，术后 1 个月内还是以卧床休息为主，术后 3 个月内避免弯腰、腰部剧烈活动。

4. 老年性骨质疏松性骨折行 PKP 或 PVP 手术的患者，一般术后复查无异常后即可下床活动（术后 2 ～ 5 天）。

5. 腰椎骨折患者一般术后 2 ～ 3 周在支具保护下下床活动。

七、腰椎术后有哪些常见的并发症？如何预防

腰椎术后，常见的并发症有以下几种。

1. 坠积性肺炎　老年腰椎疾病患者术后长期卧床，呼吸道分泌物不易排出，容易在肺内坠积，导致肺部出现感染。合并慢性支气管炎的老年患者长期卧床更易诱发坠积性肺炎。临床症状以发热、咳嗽、咳痰为主，呼吸急促，肺部听诊有啰音，X 线检查示肺内有片状阴影。

预防措施：①深呼吸，卧床患者每天要做深呼吸训练。深呼吸能促进肺泡充分张开，增加肺活量，有利于保持呼吸道通畅，促进痰液排出。②咳痰训练，每天都要做咳痰训练，以充分排出呼吸道分泌物。③定时叩背，每天定时用手替患者叩击背部，以促进痰液排出。

2. 泌尿系统感染　与坠积性肺炎相似，老年腰椎疾病患者如果长期卧床，缺乏锻炼，没有良好的生活习惯，容易发生泌尿系统感染。

预防措施：①生活规律，定时定量饮水，保证每天尿量＞

2000ml。②注意功能锻炼。加强在床上活动无病肢体,患肢应积极行肌肉舒缩活动。骨骼受到肌肉收缩的作用,脱钙减少,可防止结石发生。③变化体位。病情允许时要经常变换体位,防止钙盐沉积,减少结石发生。腰椎压缩骨折患者可定时协助翻身。

3. 压疮　最容易发生压疮的部位是骶尾部。此处骨骼向后凸出,皮肤血供较差,一旦出现压疮则不易愈合。老年人,尤其是腰椎骨折的患者更易发生,应特别注意。

预防措施:①发挥患者的主观积极性,要主动挺腰、抬颈,既有利于功能锻炼,又能有效预防压疮的发生。②保持清洁。床单要洁净、平整、柔软,经常擦洗皮肤。③翻身、按摩。病情允许时,协助患者定时翻身,以缓解骶尾部皮肤的压力;同时按摩骶尾部皮肤,促进血供恢复。患者平卧时也可将手伸到骶尾部按摩。

4. 下肢静脉血栓形成　下肢深静脉血栓是指下肢一条或多条深静脉中出现血凝块。深静脉血栓可引起腿痛或肿胀,或无明显症状。静脉壁上的血栓可能会脱落,随后血栓随血流一起流动并栓塞肺部,阻塞血流,导致肺栓塞,严重时可危及生命。

预防措施:①尽早开始下肢主动或被动活动;尽早下床活动;进行踝泵训练,促进下肢血液循环。②对于下肢静脉血栓风险高而出血风险低的患者,应考虑药物预防。目前可选择的预防药物有低分子肝素、普通肝素、新型口服抗凝药等。对于长期接受药物预防的患者,应动态评估效果和潜在出血风险。③对于下肢静脉血栓风险高,但存在活动性出血或有出血风险的患者,可给予机械预防,包括间歇充气加压装置、抗血栓压力袜和足底静脉泵等。

八、腰椎术后出院的患者如何安排复查

根据腰椎手术方式不同,其复查的内容亦有所不同。常见的复

查项目有以下几种。

1. 腰椎椎体骨折手术　腰椎椎体骨折需要做经皮椎体成形术或内固定治疗，一般在术后 3 个月左右复查 X 线片，以确定骨折是否愈合，椎体高度是否继续丢失。

2. 腰椎间盘突出手术　在术后 3 个月左右复查 MRI 或 CT，以确定腰椎间盘突出是否复发。

3. 腰椎椎管狭窄手术　术后 3 个月摄 X 线片或 MRI、CT 复查，以确定神经减压部位是否复发，神经是否仍受压，症状是否缓解等。

4. 腰椎肿瘤　复查腰椎 MRI 和 CT 或骨扫描、骨显像，以确定肿瘤是否复发、加重。

5. 腰椎结核　腰椎结核除复查 X 线片外，还需要复查红细胞沉降率、C 反应蛋白，以及肝功能、肾功能，确定结核病灶是否控制良好，以及肝功能、肾功能是否异常。

九、腰椎疾病进行手术治疗后会不会复发？复发了怎么办

腰椎间盘突出术后复发，一般是在椎间孔镜或是小切口的手术方式切除部分突出的椎间盘后，有一定概率再次出现剩余髓核突出而术后复发的症状，如果出现这种情况可能需要再次手术。二次手术一般不能采取微创手术，而选择做常规的椎间盘切除和植骨融合内固定术。因此，为了避免再次手术，术后一定要注意加强腰背肌锻炼，以防相邻的上、下椎体出现退变，避免造成二次或三次手术。

参考文献

耿笑微，孙垂国，2014. 腰椎固定融合术后患者居家康复运动与术后症状改善的相关性研究 [J]. 中国康复医学杂志，29(1): 42-46.

刘祚燕，吴琳娜，2017. 老年康复护理实践 [M]. 成都：四川大学出版社：396.

卢波，2017. 快速康复在腰椎微创手术中的护理进展 [J]. 微创医学，12(4): 528-530.

荣雪芹，罗启鹏，邹海涛，等，2021. 核心肌群训练在退行性腰椎滑脱病人脊柱内镜减压术后快速康复中的临床疗效观察 [J]. 中国疼痛医学杂志，27(7): 510-515.

赵红伟，欧阳一雪，赵书娥，2017. 腰椎退行性疾病行腰椎融合术后康复锻炼的研究进展 [J]. 河北医科大学学报，38(12): 1480-1483.